科学消毒健康生活必备指导丛书

家庭消毒

——健康生活从现在开始

曲云霞 主编

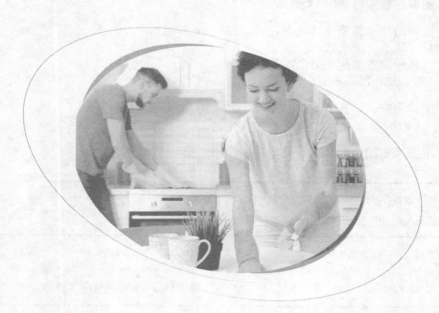

化学工业出版社

·北京·

家庭消毒对于预防疾病的发生和传播具有非常重要的作用。本书首先概要介绍了传染病常识和消毒知识，然后阐述了家庭消毒的主要方法和常规消毒项目，接着介绍人传染病的预防性消毒和自然灾害后的预防性消毒，最后讲述家庭除虫方法。

本书内容丰富，图文并茂，通俗易懂，科学性和实用性强，是家庭正确消毒以及防范各类传染病的必备读物，可供从事传染病预防、消毒等领域的科研人员和管理人员，以及普通家庭成员参考使用，也可供高等学校相关专业师生参阅。

图书在版编目（CIP）数据

家庭消毒：健康生活从现在开始/曲云霞主编. —
北京：化学工业出版社，2018.4
（科学消毒健康生活必备指导丛书）
ISBN 978-7-122-31645-5

Ⅰ．①家…　Ⅱ．①曲…　Ⅲ．①家庭-消毒-基本知识
Ⅳ．①R187

中国版本图书馆 CIP 数据核字（2018）第 041269 号

责任编辑：左晨燕　刘　婧　　　　　文字编辑：陈　雨
责任校对：王　静　　　　　　　　　装帧设计：韩　飞

出版发行：化学工业出版社（北京市东城区青年湖南街13号　邮政编码100011）
印　　装：大厂聚鑫印刷有限责任公司
710mm×1000mm　1/16　印张10¼　字数166千字　2018年7月北京第1版第1次印刷

购书咨询：010-64518888（传真：010-64519686）　　售后服务：010-64518899
网　　址：http://www.cip.com.cn
凡购买本书，如有缺损质量问题，本社销售中心负责调换。

定　　价：39.80元　　　　　　　　　　　　　　　　版权所有　违者必究

《家庭消毒——健康生活从现在开始》编委会

主编： 曲云霞

参编人员：

马艳霞　范小波　阮元龙　李悠然

苏志金　袁心蕊　谷　雪　张期全

赵文杰　赵红梅　王小伟　席守煜

前言

家庭消毒是家庭用物理或化学方法消灭停留在不同的传播媒介物上的病原体，借以切断传播途径，阻止和控制传染发生的重要卫生措施。随着生活水平的不断提高，人们开始越来越重视家庭内的防病保健，其中包括家庭的空气、餐食具及个人卫生方面的消毒杀菌，这对于预防疾病的发生和传播有十分显著的作用。SARS疫情的大爆发、禽流感在亚洲的大流行、埃博拉病毒在非洲的泛滥，使人们深刻体会到重视和加强家庭消毒的紧迫性。那么，家庭消毒应该做好哪些工作呢？不同的传播机制引起的传染病，消毒的效果有所不同；不同的传播媒介，也有不同的消毒方法。但在日常生活中，有的人在如何选择消毒方法和使用消毒剂时，或是凭经验，或是沿用老方法，甚至是想当然、凭感觉，结果不仅没起到真正的消毒作用，反而会产生不必要的副作用，因此亟须进行指导。

本书共七章，不仅介绍了各种科学的消毒理论和适用于家庭的消毒方法，还介绍了日常生活中如何预防各种传染病，以及家庭杀虫和灭鼠的方法等，内容丰富，图文并茂，通俗易懂，科学性和实用性强，是家庭正确消毒以及防范各类传染病的必备读物。

本书由曲云霞主编。限于编者编写时间和水平，书中不足和疏漏之处在所难免，敬请读者指正。

编者
2018 年 4 月

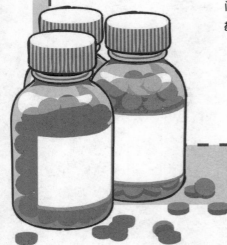

目　录

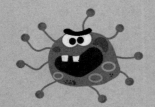
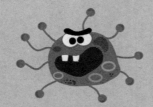
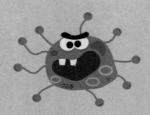

目
录

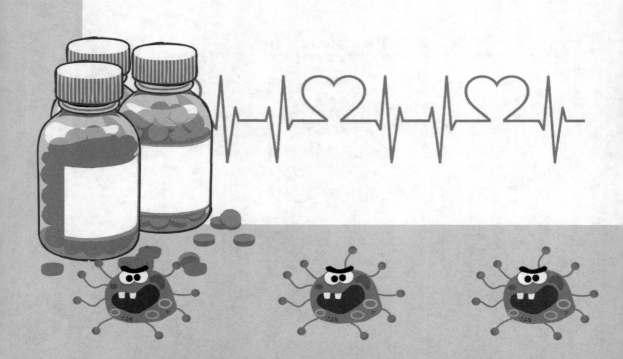

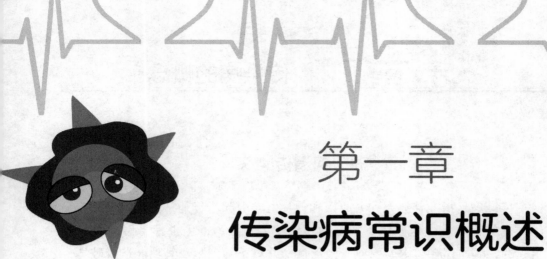

第一章
传染病常识概述

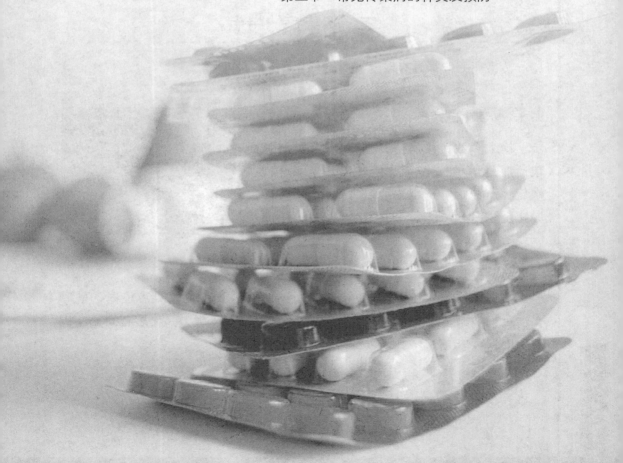

第一节 传染病的概念

一、何谓传染病

传染病是指能够在人和人或人和动物之间引起流行的感染性疾病。

此类疾病是由病原体（如细菌、病毒、真菌、寄生虫等）侵入人体内引起的，病原体在体内繁殖或产生毒素，并对正常细胞及其功能造成破坏，严重时可导致感染者死亡。这些病原体，能通过多种途径，从一个传染源（例如病人、病畜）传到另一个人身上，在人与人之间或动物与人之间相互传染，使其他人也感染同样疾病。

二、传染病的特点

传染病一般都具有以下特点。

1. 有病原体

绝大多数传染病都有其特异的病原体，包括细菌、病毒、立克次体、衣原体、真菌、螺旋体、原虫、寄生虫等，少数传染病的病原体至今仍不太明确。

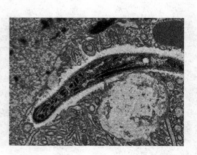

2. 传染性

病原体从宿主排出体外，通过一定方式到达新的易感染者体内，呈现出一定传染性，其传染强度与病原体的种类、数量、毒力、易感者的免疫状态等因素有关。

3. 流行性

按传染病流行过程的强度和广度分为散发、流行、大流行和暴发。

1）散发　是指传染病在人群中散在发生。

2）流行　是指某一地区或某一单位，在某一时期内，某种传染病的发病率超过了历年同期的发病水平。

3）大流行　是指某种传染病在某个短时期内迅速传播、蔓延，超过了一般的流行强度。

4）暴发　是指某一局部地区或集体中，短时间内突然出现大批患同一传染病的人。

4. 地方性

地方性是指某些传染病或寄生虫病的中间宿主，受地理条件、气候条件变化的影响，常局限在一定的地域范围内发生。例如，疟疾等虫媒传染病、鼠疫等自然疫源性疾病。

5. 季节性

季节性是指传染病的发病率在年度内出现季节性升高，如流行性乙型脑炎多在夏秋季节流行。

6. 免疫性

传染病痊愈后，人体对同一种传染病病原体产生抵抗力，一段时间内再次遇到该病原体的入侵而不会再感染，这种现象称为免疫。不同的传染病，病后的免疫状态有所不同，有的传染病患病一次后可终身免疫，有的还可再感染。

三、何为法定传染病

传染病种类繁多，为了保障公众的健康与安全，国家以法律的形式将某些传染病列为法定传染病以加强管理。2013年修订的《中华人民共和国传染病防治法》规定了甲类、乙类和丙类3类法定传染病。

1）甲类传染病　鼠疫、霍乱。

2）乙类传染病　传染性非典型肺炎、艾滋病、病毒性肝炎、脊髓灰质炎、人感染高致病性禽流感、麻疹、流行性出血热、狂犬病、流行性乙型脑炎、登革热、炭疽、细菌性和阿米巴性痢疾、肺结核、伤寒和副伤寒、流行性脑脊髓膜炎、百日咳、白喉、新生儿破伤风、猩红热、布鲁氏菌病、淋病、梅毒、钩端螺旋体病、血吸虫病、疟疾。

3）丙类传染病　流行性感冒、流行性腮腺炎、风疹、急性出血性结膜炎、麻风病、流行性和地方性斑疹伤寒、黑热病、包虫病、丝虫病，除霍乱、细菌性和阿米巴性痢疾、伤寒和副伤寒以外的感染性腹泻病。

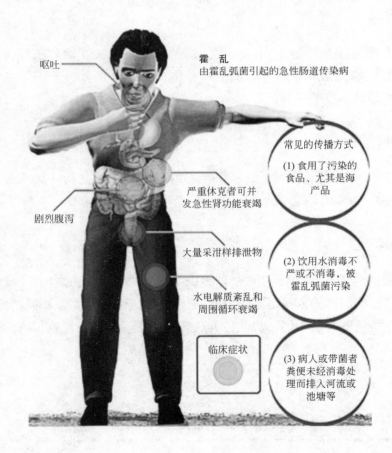

呕吐

剧烈腹泻

严重休克者可并发急性肾功能衰竭

大量采泔样排泄物

水电解质紊乱和周围循环衰竭

临床症状

霍乱
由霍乱弧菌引起的急性肠道传染病

常见的传播方式

(1) 食用了污染的食品、尤其是海产品

(2) 饮用水消毒不严或不消毒，被霍乱弧菌污染

(3) 病人或带菌者粪便未经消毒处理而排入河流或池塘等

第二节 传染病的传播

病原体从已感染者排出，经过一定的传播途径，传入易感者而形成新的传染的全部过程。传染病得以在某一人群中发生和传播，必须具备传染源、传播途径和易感人群三个基本环节。

一、传染源

在体内有病原体生长繁殖，并可将病原体排出的人和动物，即患传染病或携带病原体的人和动物，称为传染源。患传染病的病人是重要的传染源，其体内有大量的病原体。病程的各个时期，病人的传染源作用不同，这主要与病种、排出病原体的数量和病人与周围人群接触的程度及频率有关。如多数传染病病人在有临床症状时能排出大量病原体，威胁周围人群，是重要的传染源。但有些病人如百日咳患者，在卡他期排出病原体较多，具有很强的传染性，而在痉咳

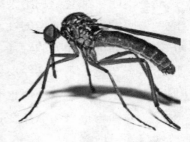

期排出病原体的数量明显减少，传染性也逐渐减退。又如，乙型肝炎病人在潜伏期末才具有传染性。

一般来说，病人在恢复期不再是传染源，但某些传染病（伤寒、白喉）的恢复期病人仍可在一定时间内排出病原体，继续起传染源的作用。

病原携带者指已无任何临床症状，但能排出病原体的人或动物。携带者有病后携带者和所谓健康携带者两种。病后携带者指临床症状消失、机体

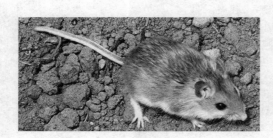

功能恢复，但继续排出病原体的个体。这种携带状态一般持续时间较短，少数个体携带时间较长，个别的可延续多年，如慢性伤寒带菌者。所谓健康携带者无疾病既往史，但用检验方法可查明其排出物带病原

体。这种人携带病原体的时间一般是短暂的。

患病动物也是人类传染病的传染源。人被患病动物（如患狂犬病的狗、鼠咬热病兽）咬伤或接触患病动物的排泄物、分泌物而被感染。

人和动物可患同一种病，但病理改变、临床表现和作为传染源的意义不相同。如患狂犬病的狗可出现攻击人和其他动物的行为，成为该病的传染源之一，而人患此病后临床表现为恐水症，不再成为该病的传染源。

二、传播途径

指病原体自传染源排出后，在传染给另一易感者之前在外界环境中所行经的途径。一种传染病的传播途径可以是单一的，也可以是多个的。由于生物性的致病原在人体外可存活的时间不一，存在于人体内的位置、活动方式都有不同，都会影响感染症的传染过程。为了生存和繁衍，这类病原性的微生物必须具备可传换的性质，每一种传染性的病原体通常都有特定的传播方式，例如透过呼吸的路径，某些细菌或病毒可以引起宿主呼吸道表面黏膜层的形态变化，刺激神经反射而引起咳嗽或喷嚏等症状，借此重回空气等待下一个宿主将其吸入；但也有部分微生物则是引起消化系统异常，如腹泻或呕吐，并随着排出物散布在各处。透过这些方式，复制的病原随患者的活动范围可大量散播。

常见的传染病传播途径与过程

传播途径	传播过程	传染病例子
直接接触	通过与感染者身体的直接接触，如抚触、拥抱等	疥疮、水痘等
间接接触	通过接触被病原体污染的物品，如毛巾、梳子、衣物和文具等	头虱、结膜炎（红眼病等）
空气或飞沫传播	吸入感染者打喷嚏、咳嗽、吐痰、讲话时喷出的飞沫；手触摸沾有飞沫、痰液的污染物或地面，再触摸眼、口、鼻等黏膜进行传播；病原体附着在微尘或水雾中，在空气中飘浮，经呼吸道进入体内	非典型肺炎、流行性感冒、肺结核等
食物或水（共同的污染源）	进食受污染的食品，饮用受污染的水	霍乱、细菌性痢疾、甲型肝炎等

续表

传播途径	传播过程	传染病例子
昆虫或动物媒介	昆虫通过沾有病原体的足部或口部，将病原体散播；有些病原体要先在昆虫体内寄居一段时间繁殖后，才具传染性	乙型脑炎、疟疾（蚊子传播）、肠道传染病（苍蝇、老鼠传播）、狂犬病（狗传播）等
血液／体液传染	通过输血、文身、穿耳、被污染的针具扎伤或性行为传播	乙型肝炎、艾滋病等
母婴传染	病原体由母体进入胎儿，使胎儿受到感染	先天性梅毒、艾滋病等

三、易感人群

对某种传染病缺乏特异性免疫力的人就是这种传染病的易感人群。人群作为一个整体对传染病的易感程度称为人群易感性，人群易感性的高低取决于该人群中易感个体所占比例。与之相对应的是群体免疫力，即人群对于某种传染病的侵入和传播的抵抗力，儿童及青少年由于身体抵抗力及免疫功能发育不完善，良好的个人卫生习惯尚未养成，自我保护能力差，因而较为容易受到传染病的侵袭，在儿童中开展有计划的疫苗接种就是要提高儿童的群体免疫水平。

第三节　常见传染病的种类及预防

一、呼吸道传染病

1. 常见的呼吸道传染病

呼吸道传染病是指病原体从人体的鼻腔、咽喉、气管和支气管等呼吸道感染侵入而引起的有传染性的疾病。常见的呼吸道传染病有流行性感冒、麻疹、水痘、风疹、流脑、流行性腮腺炎、肺结核等。

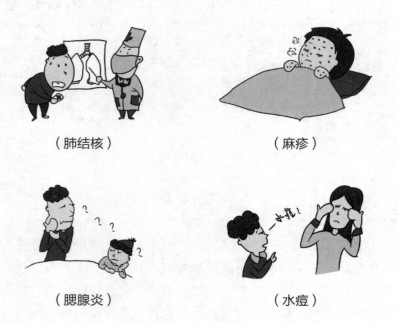

（肺结核）　　　　　　　　　（麻疹）

（腮腺炎）　　　　　　　　　（水痘）

2. 临床表现

（1）全身症状

疲倦、乏力、烦躁、心悸、食欲减退、体重减轻、发热、盗汗等。

（2）局部症状

咳嗽、咯血、胸痛等。

3. 预防措施

1）控制传染源　及时发现和治疗患者。

2）保护易感人群　接种疫苗，定期检查，预防性服药。

3）养成良好生活卫生习惯　不随地吐痰，人口密集场所注意通风和环境卫生，锻炼身体。

二、消化道传染病

1. 常见的消化道传染病

　　消化道传染病主要是通过病人的排泄物（如呕吐物、粪便等）传播的，病原体随排泄物排出病人或携带者体外，经过生活接触污染了手、水、食品和食具进入体内而感染。常见的消化道传染病有细菌性痢疾、脊髓灰质炎（即小儿麻痹症）、伤寒、副伤寒、霍乱、副霍乱、阿米巴性痢疾、各种肠道病毒感染（如柯萨奇病毒、埃可病毒等）、细菌性食物中毒以及各种肠道寄生虫病（如蛔虫病、绦虫病、蛲虫病、姜片虫病）等。

2. 临床表现

　　大多数消化道传染病发病时会有恶心、呕吐、腹痛、腹泻、食欲不振等胃肠道症状，有些伴有发热、头痛、肢体疼痛、全身中毒症状，若治疗不及时可引起严重的并发症，甚至导致死亡。

3. 预防措施

　　1）吃熟食　病菌对高温抵抗力弱，食物只要加热煮熟就能将病菌全部杀灭；不吃生的、半生和腌制的海、水产品；隔餐、隔夜食品要重新加热煮透。

　　2）喝开水　不喝生水，不使用不洁的水漱口、刷牙、洗餐具、洗水果、洗蔬菜和其他食品。

　　3）洗净手　食前便后要用肥皂把手洗干净，防止病菌经手入口。

三、接触传染病

　　由寄生于皮肤及体表黏膜（病原体原始寄生部位）的病原体引起的传染病。因其通过接触而传播，故称接触传染病，包括钩端螺旋体病、布氏杆菌病、狂犬病、炭疽、破伤风、流行性出血性结膜炎、衣原体性结膜炎（沙眼）、癣、疥疮和血吸虫病等。

病毒、细菌、霉菌、螺旋体、衣原体、蠕虫和节肢动物（疥虫）为其病原体，人及某些哺乳动物为传染源。体表传染病的传播形式有直接接触传播（如性病、狂犬病），间接接触传播以及与含有病原体的水、土壤接触而传播（如破伤风、吸虫病）。因此感染与否主要取决于接触机会的有无及频度，也与地理环境、职业、外伤和社会风尚等因素有关。

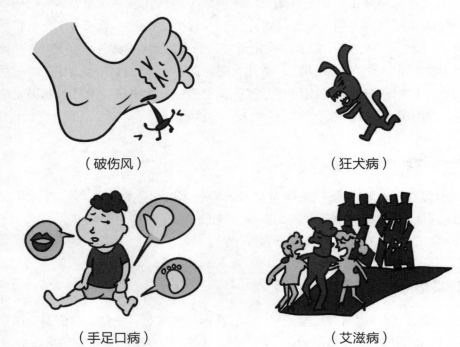

（破伤风）　　　　　　　（狂犬病）

（手足口病）　　　　　　（艾滋病）

四、传染病的控制方式

由于传染病的传播必须同时具备传染源、传播途径和易感人群（宿主）三个条件，即所谓的传染链，因此，控制传染病的蔓延也必须针对这三个条件采取相对应的预防措施。

不同传播条件下传染病的不同控制方法

传播条件	控制方法
传染源	病人及早接受观察、隔离及治疗；清洁环境或消毒，清除或杀灭病原微生物

续表

传播条件	控制方法
传播途径	注重环境、个人及食物卫生，采取有效措施，切断传播途径
易感人群	增强个人的抵抗力，加强个人防护，接受免疫接种

（1）管理和控制传染源

传染源是引发传染病的根源之所在，因此控制和消除传染源是控制与消灭传染病的根本措施。例如，对非典型肺炎病人和疑似病人进行隔离治疗、严格诊治和管理，对病人家属加以严密监控和检疫，就是控制非典型肺炎流行的传染源；流行性出血热的传染源是老鼠，消灭老鼠就是消灭流行性出血热的传染源；狂犬病的传染源是狗，国家对养犬的管理就是控制狂犬病的传染源。

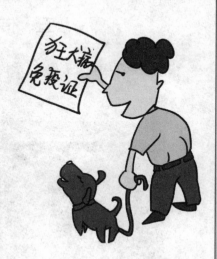

（2）切断传播途径

传播途径是传染病传播的通道，因此，切断传播途径是控制与消灭疾病的关键措施。病原体离开传染源后，需经一定的途径才会传染给正常人，如通过咳嗽产生的飞沫、蚊虫叮咬、水源污染、输血等途径。消灭蚊子可以预防疟疾；搞好饮食卫生可以减少痢疾、伤寒的发生；开窗通风、避免与病人近距离接触、戴口罩等措施可以预防经空气传播的呼吸道传染病。

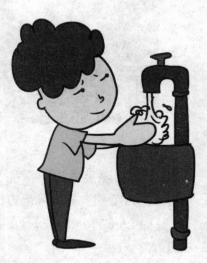

（3）保护易感人群

保护易感人群是控制与消灭传染病的重要措施，一种传染病是否能在某人群中发生、流行（包括流行的强度）均与这些人群是否具有对该病的易感性有关。人群易感性高，说明在该人群发生该病流行的可能性较大，一旦有传染源传入，并且有适宜的传播途径，即可形成暴发或流行。对于一种新的传染病而言，从来没有感染过这种疾病的人群都是易感者。注射疫苗是保护易感人群的最好方法，现在很多传染病可以通过注射疫苗来控制。

传染病的流行还受自然环境和社会环境的影响，自然环境和社会环境对传染病流行的三个条件的存在均可发挥重要的作用。

五、传染病的隔离方式

根据传染病传染的强度及传播途径的不同，采取不同的隔离方法。

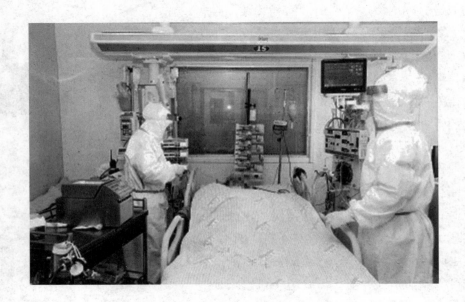

1）严密隔离适用于霍乱、肺鼠疫、肺炭疽、SARS等甲类或传染性极强的乙类传染病。具体隔离方法如下。

① 病人住单间病室，同类病人可同住一室，关闭门窗，禁止陪伴和探视病人。

② 进入病室的医务人员戴口罩、帽子，穿隔离衣，换鞋，注意手的清洗与消毒，必要时戴手套。

③ 病人分泌物、排泄物、污染物品、敷料等严格消毒。

④ 室内采用单向正压通气，室内的空气及地面定期喷洒消毒液或紫外线照射。

2）呼吸道隔离适用于流行性感冒、麻疹、白喉、水痘等通过空气飞沫传播的呼吸道传染病。具体隔离方法如下。

①同类病人可同住一室，关闭门窗。

②室内喷洒消毒液或紫外线照射。

③病人口鼻、呼吸道分泌物应消毒。

④进入病室的医务人员戴口罩、帽子，穿隔离衣。

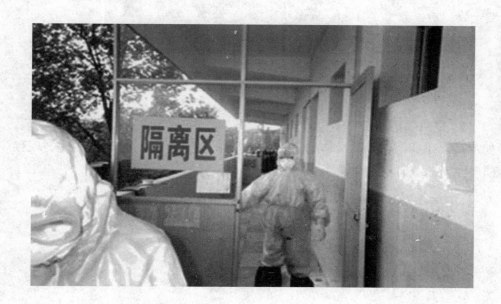

3）消化道隔离适用于伤寒、细菌性痢疾、甲型肝炎等通过粪－口途径传播的疾病。具体隔离方法如下。

①同类病人可同住一室。

②接触病人时穿隔离衣、换鞋，手的清洗与消毒。

③患者粪便严格消毒，病人用品、餐具、便器等单独使用并定期消毒，地面喷洒消毒液。

④室内防杀苍蝇和蟑螂。

4）接触隔离适合于狂犬病、破伤风等经皮肤伤口传播的疾病。具体隔离方法如下。

①同类病人可同居一室。

②医务人员接触病人穿隔离衣、戴口罩。

③病人用过的物品和敷料等严格消毒。

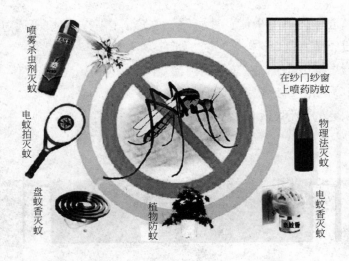

喷雾杀虫剂灭蚊

电蚊拍灭蚊

盘蚊香灭蚊

植物防蚊

在纱门纱窗上喷药防蚊

物理法灭蚊

电蚊香灭蚊

5）昆虫隔离适用于通过蚊子、蚤、虱、蜱、恙螨等昆虫叮咬传播的疾病，如疟疾、斑疹伤寒等。具体的隔离方法主要是病室内有完善防蚊设施，以预防叮咬及杀灭上述医学昆虫。

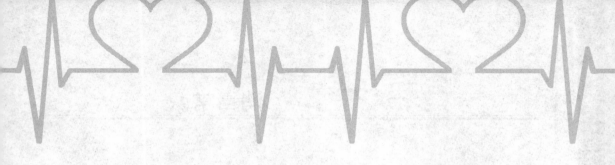

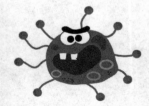

第二章
消毒知识概述

第一节 消毒常识

一、与消毒有关的基本概念

1. 消毒

是指杀死病原微生物，但不一定能杀死细菌芽孢的方法。通常用化学的方法来达到消毒的作用。用于消毒的化学药物叫作消毒剂。

2. 灭菌

是指把物体上所有的微生物（包括细菌芽孢在内）全部杀死的方法，通常用物理方法来达到灭菌的目的。

3. 防腐

是指防止或抑制微生物生长繁殖的方法。用于防腐的化学药物叫作防腐剂。

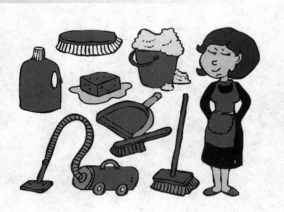

4. 无菌

不含活菌的意思，是灭菌的结果。防止微生物进入机体或物体的操作技术称为无菌操作。

二、消毒的种类

消毒按功能可分为疫源地消毒和预防性消毒；按作用强弱可分为高效消毒、中效消毒与低效消毒。

（一）按功能分

1.疫源地消毒

是指对有传染源（病者或病原携带者）存在的地区进行消毒，以免病原体外传。疫源地消毒又分为随时消毒和终末消毒两种。随时消毒是指及时杀灭并消除由污染源排出的病原微生物而进行的随时的消毒工作。终末消毒是指传染源住院隔离，痊愈或死亡后，对其原居地点进行的彻底消毒，以期将传染病所遗留的病原微生物彻底消灭。在医院中传染源停止、隔离出院后，对物品及病房的消毒亦为终末消毒。

2.预防性消毒

是指在未发现传染源情况下，对可能被病原体污染的物品、场所和人体进行消毒的措施。例如，公共场所消毒、运输工具消毒、饮水及餐具消毒、饭前便后洗手均属于预防性消毒。医院中手术室消毒、免疫严重受损的病人（如骨髓移植病人）预防性隔离及消毒措施亦为预防性消毒。

（二）按作用强弱分

若按消毒作用的强弱来分，一般可以把消毒方法分为高效消毒、中效消毒、低效消毒三种。

1.高效消毒

高效消毒方法可杀灭物体上的一切微生物。如使用热力灭菌、电离辐射、微波等物理方法消毒，或使用醛类（甲醛、戊二醛）、环氧乙烷、过氧化氢（双氧水）、臭氧等高效消毒剂进行化学消毒。

2.中效消毒

中效消毒是指可以杀灭除细菌芽孢以外的各种微生物的消毒方法。例

如，使用紫外线、超声波等物理方法或使用碘类（如碘酒）、醇类（如75%
酒精）、酚类和有些含氯消毒剂进行消毒。一般含氯消毒剂的消毒作用介于
中效与高效之间。

3. 低效消毒

低效消毒是指可以消灭细
菌繁殖体和亲脂病毒的一类消
毒方法。例如，通风换气，冲洗，
使用季铵盐类（如新洁尔灭）、
胍类（如洗必泰）消毒剂进行
化学消毒等属于此类。

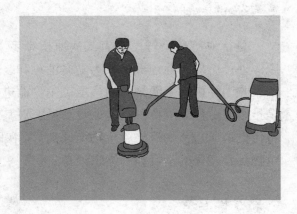

三、消毒的方法

消毒和灭菌是确保健康，防止疾病传播和交叉感染的重要措施。家庭
常用的消毒灭菌方法有天然消毒法、物理消毒法和化学消毒法几种。

1. 天然消毒法

利用日光等天然条件杀灭致病微生物，达到消毒目的，称为天然消毒法。
1）日光暴晒法　日光由于其热、干燥和紫外线的作用而具有一定的杀

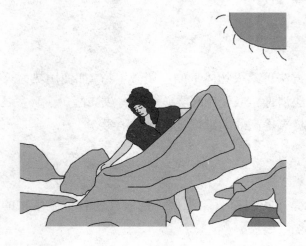

菌效力。日光杀菌作用的大小受地区、季节、时间等因素影响，日光越强，照射时间越长，杀菌效果越好。日光中的紫外线通过大气层时，因散热和吸收而减弱，而且不能全部透过玻璃，因此，必须直接在阳光下暴晒，才能取得杀菌效力。日光暴晒法常用于书籍、床垫、被褥、毛毯及衣服等的消毒。暴晒时应经常将被晒物翻动，使物品各面都能与日光直接接触，一般在日光暴晒下 4 ~ 6h 可达到消毒目的。

2）通风　通风虽然不能杀灭微生物，但可在短时间内使室内外空气交换，减少室内致病微生物。通风的方法有多种，如用门、窗或气窗换气，也可用换气扇通风。居室内应定时通风换气，通风时间一般每次不少于30min。

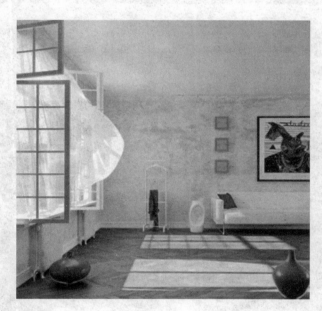

2. 物理消毒法

1）燃烧法　是一种简单易行、迅速彻底有效的灭菌方法，但对物品的破坏性大，多用于耐高热，或已带致病菌而又无保留价值的物品。如被某些细菌或病毒污染的纸张、敷料、搪瓷类物品如坐浴盆；也可以用火焰燃烧消毒灭菌，应先将盆洗净擦干，再倒入少许90%酒精，点燃后慢慢转动浴盆，使其内面完全被火焰烧到。应用此法消毒时要注意安全，必须远离易燃或易爆物品，以免引起火灾。

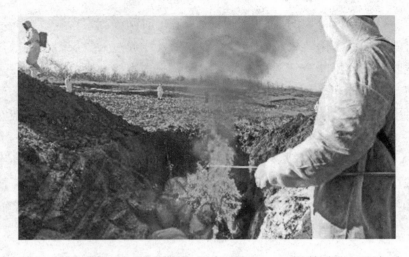

2）煮沸法 是一种经济方便的灭菌法，一般等水开后计时，煮沸10 ~ 15min可杀死无芽孢的细菌。可用于食具、毛巾、手绢等不怕湿且耐高温的物品的消毒灭菌。

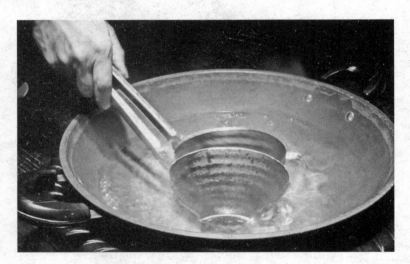

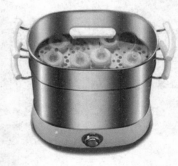

3）高压蒸汽灭菌法 利用高压锅内的高压和高热释放的潜能进行灭菌。此法杀菌力强，是最有效的物理灭菌法，待高压锅上汽后加阀再蒸15min即可。该法适合消毒棉花、敷料等物品。

3. 化学消毒法

化学消毒法是利用化学药物渗透细菌体内，破坏其生理功能，抑制细菌代谢生长，从而起到消毒的作用。家庭常用化学消毒法有以下 3 种。

1）擦拭法　用化学药液擦拭被污染的物体表面，常用于地面、家具、陈列物品的消毒。如用 0.5% ～ 3% 漂白粉澄清液、84 消毒液等含氯消毒剂（现市场都有售，要看好有效期及使用方法）擦拭墙壁、床、桌、椅、地面及厕所。

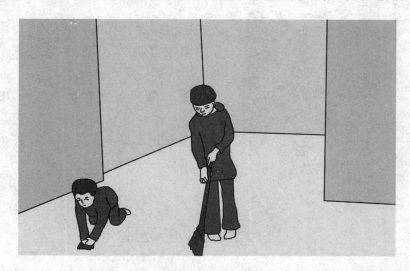

2）浸泡法　将被消毒物品浸泡在消毒液中，常用于不能或不便蒸煮的生活用具。浸泡时间的长短因物品及溶液的性质而有不同。如用 1% ～ 3% 漂白粉澄清液浸泡餐具、便器需 1h，用 0.5% 的 84 消毒液浸泡需 15min，而用 0.02% 高效消毒片浸泡只需 5min 就可以达到目的。若浸泡呕吐物及排泄

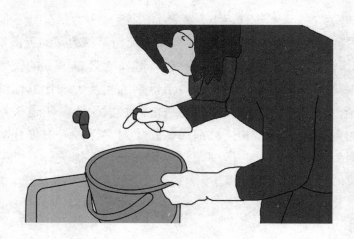

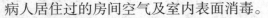

物，不但消毒液浓度要加倍，而且浸泡时间也要加倍。

　　3）熏蒸法　是利用消毒药品所产生的气体进行消毒。该法常用于传染病人居住过的房间空气及室内表面消毒。

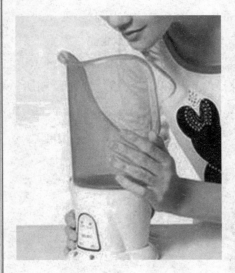

　　① 福尔马林（甲醛）+ 高锰酸钾：每立方米加入福尔马林 25 ~ 40mL，高锰酸钾 15 ~ 30g，两种药放置在一起即产生气体，可达到消毒目的。消毒时，必须将门窗紧闭 12 ~ 24h，消毒后再打开门窗进行通风，此法对各种细菌、病毒引起的传染病均有效。

　　② 食醋：每立方米用 3 ~ 10mL 食醋，加水 2 ~ 3 倍加热熏蒸，用于室内空气消毒，对于预防流感等呼吸道传染病有效。

四、消毒方法的选择

　　为使消毒工作顺利进行，取得较好效果，必须根据不同情况，选择适当方法。一般应考虑以下几个问题。

1. 病原体的种类

　　不同传染病病原体各有特点，对不同消毒方法的耐受性不同。例如，细菌芽孢对各种消毒措施的耐受力最强，必须用杀菌力强的灭菌剂、热力或辐射处理，才能取得较好效果，故一般将其作为最难消毒的代表。其他如结核杆菌对热力消毒敏感，而对一般消毒剂的耐受力却比其他细菌强。真菌孢子对紫外线抵抗力很强，但较易被电离辐射杀灭。肠道病毒对过氧乙酸的耐受力与细菌繁殖体相近，但季铵盐类对之无效。肉毒杆菌素易被碱破坏，但对酸耐受力强。其他细菌繁殖体和病毒、螺旋体、支原体、衣原体、立克次体对一般消毒处理耐受力均差。常见消毒方法一般均能取得较好效果。

2. 消毒对象的性质

相同的消毒方法对不同性质物品的效果往往不同。对油漆光滑的墙面，喷洒药液不易停留，应以冲洗、擦拭为宜。对较粗糙墙面，易使药液停留，可用喷洒消毒。环氧乙烷熏蒸，对易于吸收药物的布、纸张效果较好，而对金属表面必须延长时间。粪便、痰液消毒不宜用凝固蛋白质药物处理，因蛋白质凝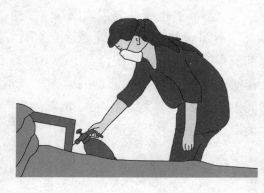固对病原体可起保护作用。高压蒸汽杀菌效果虽好，但不宜用于毛皮、塑料和人造纤维制品。环氧乙烷熏蒸赛璐珞制品，高浓度过氧乙酸或含氯消毒剂如漂白粉浸泡棉织品，甲酚皂消毒液多次长时间浸泡乳胶手套，均可造成损坏。对于食品及餐具，不宜用有毒或有恶臭的消毒液处理。

3. 消毒应考虑当地条件

在室内消毒时，密闭性好的房屋可用熏蒸消毒，密闭性差者应用消毒液擦拭或喷洒；通风良好的房屋可用通风换气法消毒；通风换气不良，污染空气长期储留处应当用药物熏蒸和喷洒。人口稠密地区不可用刺激性强气体消毒。接近火源不宜用环氧乙烷等易燃物消毒。

4. 卫生防疫方面要求

不同条件下病原体传播机会不同，在防疫方面要求不同。传染病流行时，发病严重的疫区应集中应用效力好的药物与器械。发病少的外围地区，可采用简易消毒方法。传染病院或病房，患者集中，污染严重，消毒量大，应采用固定设备和高效措施；病家消毒属于临床措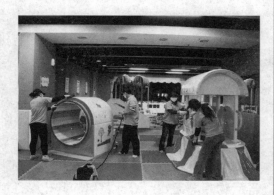

施，工作量小，可采用简易措施及方法。饮水应在净化基础上煮沸，生活用水净化后加氯消毒即可。对呼吸道传染病，强调空间隔离、通风和合理地戴口罩。对肠胃道病，应强调用具、粪便、呕吐物消毒和接触后洗手。

不同病种的消毒应注意区别对待。病毒性肝炎患者应用较强含氯消毒剂消毒，不宜应用季铵盐及甲酚皂消毒液等一般消毒剂处理。在进行消毒工作时还必须注意影响消毒的因素，如消毒剂量（包括消毒的强度及作用时间）、消毒物品污染的程度、消毒的温度和湿度及酸碱度、有关化学拮抗物、消毒剂的穿透力及表面张力等。

第二节　消毒剂的种类与使用

一、认识种类繁多的消毒剂

不同的消毒剂都有其独特的化学性质，据此可以把常用的消毒剂分为以下9大类。

1. 含氯消毒剂

含氯消毒剂是使用最广的消毒剂，其特点是可溶于水并与水发生化学反应产生次氯酸，其有效成分通常以有效氯表示。次氯酸的分子质量小，易渗透到微生物的表面甚至内部，使微生物的活性部分发生氧化而死亡。含氯消毒剂又分为含氯的无机盐和含氯的有机化合物。

2. 过氧化物类消毒剂

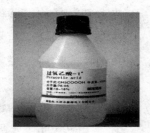

这类消毒剂自身具有很强的氧化作用，并以此来杀灭各种微生物。由于这类消毒剂的氧化能力强，高浓度时可腐蚀物品和造成皮肤黏膜损害。优点是消毒后物品上无残留毒性，但因其化学性质活泼，要求现用现配。

3. 醛类消毒剂

醛类消毒剂主要有甲醛、戊二醛和邻苯二甲醛。这类消毒剂中的醛基能与微生物蛋白质中的氨基、羟基和巯基发生化学反应，使蛋白质分子失去活性而杀灭微生物。甲醛、戊二醛和邻苯二甲醛均可杀灭各种微生物，缺点是能刺激人体皮肤、黏膜，凝固蛋白质，很多人对它过敏，因此不可用于家庭和公共场所的空气、食具的消毒。一般仅在医院用于医疗器械的消毒或灭菌，经消毒或灭菌的物品必须用灭菌水将残留的消毒液冲洗干净后方可使用。

4. 以乙醇为代表的醇类消毒剂

最常用的是乙醇（酒精）和异丙醇。它们可凝固蛋白质，导致微生物死亡，属中效消毒剂，可杀灭细菌繁殖体，破坏多数亲脂性病毒，如单纯疱疹病毒、乙型肝炎病毒、人类免疫缺陷病毒（艾滋病病毒）等。由于醇类消毒剂易挥发，通常采用浸泡消毒，或反复擦拭以保证其作用时间，常用浓度为75%。醇类常作为某些消毒剂的溶剂，且能增强消毒效果。

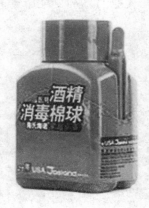

5. 含碘消毒剂

含碘消毒剂包括碘酊（碘酒）和碘伏（络合碘），可杀灭细菌繁殖体、真菌和部分病毒。可用于皮肤、黏膜消毒，在医院常用于外科洗手消毒。一般碘酊的使用浓度为2%，碘伏的使用浓度为0.3%～0.5%。

6. 酚类消毒剂

酚类消毒剂包括苯酚、甲酚、卤代苯酚及酚的衍生物。最常用的有煤酚皂，又名来苏，其主要成分为甲酚。苯酚被卤化后杀菌能力可增强。

7. 环氧乙烷

环氧乙烷通常被称为氧化乙烯，可杀灭所有微生物，且穿透力强，常用于皮革、塑料、医疗器械、用品包装后进行消毒或灭菌，对大多数物品无损害，尤其对纸张色彩无影响，可用于精密仪器、贵重物品和书籍、文字档案材料的消毒。

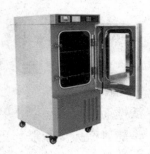

8. 既杀菌又去污的消毒剂

双胍类和季铵盐类消毒剂均属于阳离子表面活性剂。具有杀菌和去污作用，在医院一般用于非关键物品的清洁消毒，也可用于手消毒，溶于酒精后可增强杀菌效果。这类化合物可改变细菌细胞膜的通透性，故常将它们与其他消毒剂复配以提高杀菌效果和杀菌速度。

9. 含溴消毒剂

含溴消毒剂只有二溴海因一种，主要成分为二溴海因的消毒剂统称为

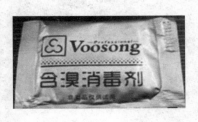

含溴消毒剂。纯的二溴海因为白色或淡黄色结晶粉末，含溴量 54.8%，熔点 185℃。化学名称为 1,3- 二氯 -5,5- 二甲基海因，是有机化工产品。使用时溶于水中能快速释放次溴酸和游离的活性溴。含二溴海因的消毒剂杀菌谱广，杀菌能力强，作用速度快，稳定性好，毒性低，腐蚀性小，刺激性小，可以说是无毒、无残留、无腐蚀、无刺激。易溶于水，对人和动物安全，价廉易得，对环境污染程度低。因此含溴消毒剂被美国环保局批准，并取得 FDA 认证，得到欧美等国人民的青睐。

近年来，我国也开始注重使用含溴消毒剂，因此其被列入卫生部《消毒技术规范（2002 年版）》，批准应用于医院、疫源地、公共场所和家庭卫生防病消毒；并被列入卫生部《食品用消毒剂原料（成分）名单（2009 年版）》。

作为杀菌、灭藻剂，含溴消毒剂可有效杀灭各种细菌、真菌、病毒、藻

类、肝炎病毒、大肠杆菌、金黄色葡萄球菌、淋病、霍乱、鼠伤寒沙门菌等，可广泛用于水产养殖中，有效防治鱼、鳖、蟹、虾、蛙、贝等各种细菌性、真菌性病；也用于工业水、自来水、生活污水、游泳池的消毒杀菌。为达到消毒效果，使用时应根据厂家规定的剂量进行使用。

二、使用最广的含氯消毒剂

含氯消毒剂是一类最经济、最早、最为广泛使用的消毒剂，是指在水中能产生次氯酸的一类化学消毒剂，包括有机含氯消毒剂和无机含氯消毒剂。有机含氯消毒剂如二氯异氰尿酸钠、三氯异氰尿酸及其他氯胺类消毒剂。无机含氯消毒剂主要有漂白粉、漂白粉精（高效次氯酸钙）、次氯酸钠、氯化磷酸三钠及二氧化氯等。含氯消毒剂杀灭微生物的能力与其有效氯含量成正比。因此，这类消毒剂的使用浓度均按有效氯含量计算。

含氯消毒剂的杀菌活性成分是次氯酸。次氯酸首先氧化细胞壁层成分，继而破坏细胞壁进入细胞内，并继续氧化细胞内各种成分，使它们丧失生物学活性。活性氯对蛋白质的氯化作用的特点是与蛋白质结合可形成氮－氯复合物，使蛋白质变性，干扰细胞代谢而致微生物死亡。次氯酸钠在水溶液中产生的次氯酸可分解出新生态氧，具有极强的氧化性，可与菌体成分包括病毒的核酸物质发生氧化作用而杀灭微生物。

含氯消毒剂中以有机氯胺类比较稳定，多数无机含氯消毒剂稳定性都比较差，不可长期储存。

所有含氯消毒剂都不同程度受溶液酸碱度的影响。碱性条件可降低氯的活化度，影响杀菌效果，但有利于稳定性；反之，酸性条件可增强氯的活性，提高杀菌效果，但不利于其稳定性。所以，含氯消毒剂一经稀释，稳定性亦下降。

含氯消毒剂的杀菌能力还受温度影响，随温度增加而增强，稳定性则随之降低。有机物的存在可降低含氯消毒剂的杀菌作用。

目前用于消毒的含氯消毒剂种类繁多，复配制剂不计其数。如84消毒剂、94消毒剂、99消毒剂、优氯净、漂白粉、健乐洗消片、泡腾消毒片、爱尔泡腾片、得克斯消毒片、速效净粉、医消灵粉等。下面介绍几种常用含氯消毒剂。

1. 优氯净

优氯净是二氯异氰尿酸钠的简称，属于有机含氯消毒剂，具有很强的氧化作用。成品为白色粉末或晶粉，具有浓烈的氯气味，有效氯含量为55%～65%。在空气中可分解出氯气，在水中可形成次氯酸。本品易溶于水，在25℃条件下，溶解度为25g/100g水，其水溶液呈弱酸性，因其具有很强的氧化性，所以，除具有很强的杀菌作用之外，还有漂白作用。优氯净主要优点是：杀菌谱广，杀菌力强，储存稳定，易于运输，水溶性好，使用方便，适用范围广。主要缺点是：水溶液不稳定，有刺激性气味，对金属有腐蚀性和对纺织品有损坏作用。

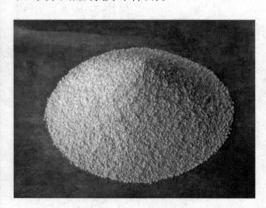

一般物体表面用250～500mg/L有效氯水溶液擦拭2遍，必要时在3min后用清水擦干净，防止损坏物品。地面消毒可用500～1000mg/L水溶液擦拭。卫生间便池可用2500mg/L有效氯水溶液刷洗，便盆可浸泡30min；血、痰、便可用10000mg/L浓度的溶液混合作用120min。

优氯净是良好的餐具消毒剂，不仅消毒效果好，且易去除，不留异味。未清洗的餐具可用500～1000mg/L有效氯浸泡30min刷洗即可。清洁的餐具可用250mg/L，浸泡30min刷洗。

优氯净也是良好的水消毒剂。饮用水的消毒，加氯量5mg/L，可对清洁的河湖及池塘水进行消毒。水质比较差的水，可先用净水剂沉淀，然后将加氯量提高到10mg/L。游泳池水消毒，一般情况下加氯量可在5～10mg/L，保持余氯量0.5mg/L即可保证水的质量。

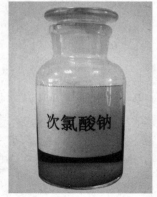

2. 次氯酸钠

次氯酸钠易与水混溶，其溶液透明呈碱性，pH值在10以上。次氯酸钠水溶液不稳定，遇光和热都会加速分解，因此，避光密封保存有利于其稳定性。次氯酸钠在水溶液中迅速生成次氯酸。次氯酸钠除对微生物具有强大的杀菌作用之外，还对大部分有色物质有漂白作用，对金属表现出腐蚀作用，浓度高时对皮肤有刺激作用。

次氯酸钠是高效、快速、广谱消毒剂，可有效杀灭各种微生物，其杀菌速度比氯胺快数十倍到数百倍。次氯酸钠杀菌快速，溶解性好，使用方便，无毒性，价格低廉，因此，在各行各业的消毒中得到广泛应用。

（1）对于一般污染的医疗器材消毒

医疗器材消毒可以用 1500mg/L 有效氯的次氯酸钠水溶液浸泡 30min，可以杀灭各种细菌繁殖体、真菌和结核分枝杆菌，亦可灭活各种病毒。有明显血迹者，脓及排泄物污染的物品，用 5 ~ 10g/L 有效氯浸泡 30 ~ 60min，可达到清洗前的无害化处理。

（2）地面、工作台面及其他表面消毒

消毒地面应以清洁为主，需要消毒时，应先将干燥清洁的抹布用 500mg/L 有效氯溶液浸泡消毒 30min 以上，然后再擦拭地面至少 2 遍。工作台面及床头柜等表面可用 250 ~ 500mg/L 有效氯溶液擦拭 3min 以上。

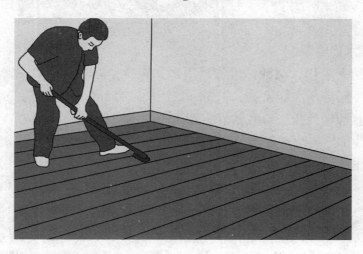

（3）厕所、便盆和浴盆消毒

医院病房内厕所便池和便盆可用 500mg/L 有效氯溶液洗消或浸泡，这样处理可杀灭肠道细菌和病毒并可除臭。浴盆用 200mg/L 溶液浸泡 30min 即可预防皮肤病的传播。

（4）皮肤消毒

高浓度次氯酸钠对皮肤有刺激性，但 250mg/L 浓度可作为皮肤卫生消毒。

通常可作为病房医护人员预防性手消毒或食品行业人员手的消毒。

（5）餐饮具消毒

医院营养食堂和宾馆饭店餐饮业均可用次氯酸钠作为餐具消毒剂。一般用 250mg/L 有效氯溶液浸泡餐饮具 30min 能完全杀灭肠道致病菌。传染病人餐具需要增加浓度单独处理。炊事用具和食品厂加工工具要用 500 ～ 1000mg/L 浓度的溶液浸泡刷洗消毒，然后用清水冲洗干净。

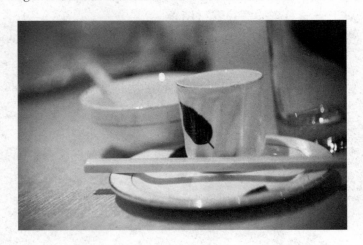

（6）水的消毒

一般情况下用次氯酸钠消毒饮用水比较少，但必要时如灾害之后也可使用。对一般洁净水加氯量 3 ～ 5mg/L，作用 30min 即可饮用。游泳池水可直接加次氯酸钠或用次氯酸钠发生器生产，加氯量 5 ～ 10mg/L 可以保持良好的消毒效果。医院污水多用次氯酸钠发生器生产，直接进入污水池，使含氯量达到 20 ～ 30mg/L 即可维持效果。

（7）灾害之后污染区的消毒

由于次氯酸钠价格低廉，使用方便，常为灾区首选消毒剂。处理大面积污染区可用 5000 ～ 10000mg/L 有效氯的次氯酸钠水溶液喷洒，必要时重复喷洒。粪便粪堆用次氯酸钠原液混合覆盖。以上处理方法可有效预防灾后肠道传染病。

3. 氯化磷酸三钠

氯化磷酸三钠又称氯化磷酸钠，属于广谱、快速消毒剂，气味小、无毒性，具有良好的杀菌去污能力，因而在医疗卫生、宾馆饭店等食品行业和家庭消毒方面得到广泛应用。

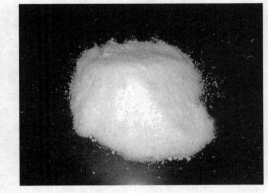

氯化磷酸三钠成品为白色结晶粉末，结构不稳定，有轻微氯气味，易吸潮结块。其应用主要有以下几个方面。

（1）临床污染的医疗用品消毒

用 1000mg/L 有效氯的氯化磷酸三钠溶液在常温下浸泡 30min，可以杀灭包括真菌在内的多数病原微生物，同时也可灭活 HBsAg（乙肝表面抗原）；作用 60 ~ 120min 可达到高效消毒水平。

（2）玻璃器皿的消毒

氯化磷酸三钠对玻璃器材上的污垢具有特殊的去除效果，使玻璃表面光洁如初而且不损坏玻璃。用 500 ~ 1000mg/L 水溶液浸泡 30 ~ 60min 不仅可杀灭各种微生物，同时可有效去除热源物质。

（3）金属制品消毒

氯化磷酸三钠水溶液对金属无腐蚀作用（铝制品除外），所以是内窥镜消毒的良好用药。用 1000mg/L 水溶液浸泡胃镜、肠镜和口腔镜等消化道内窥镜 30min 即可达到消毒要求，消毒后冲洗干净即可使用。

（4）餐饮具消毒

由于氯化磷酸三钠对玻璃和陶瓷表面具有优良的去污和洁净作用，所以用其作为餐具消毒可以获得意想不到的效果。普通餐具用 250mg/L 水溶液浸泡 10 ~ 30min，既可消毒也可去除油污。宾馆饭店的高级酒具和茶具可用 500mg/L 有效氯的氯化磷酸三钠水溶液浸泡 20min，经过清水冲洗干净，其消毒效果和光洁度都可达到满意程度。这种使用方法也适合食品加工厂和家庭。

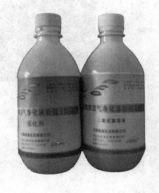

氯化磷酸三钠亦可用于饮水消毒和其他用水的消毒，参照次氯酸钠对水消毒的用量即可。

4.二氧化氯

二氧化氯是一种高效、广谱、快速消毒剂。纯品二氧化氯是一种带有浅绿色的淡黄色有毒气体，不稳定，具有强烈刺激性和易爆性，遇到电火花、阳光直射、60℃以上高温时均易发生爆炸，运输储存不便，其应用受到很大限制，最早只用于水的消毒。国内于20世纪80年代研究出新型的二氧化氯制剂即固体二元包装制剂，商品名为"氧氯灵"。该制剂储存运输和使用都更为方便。

二氧化氯易溶于水，在水中溶解度在标准条件下为81.06g/L，其水溶液偏酸性，亦不稳定。二氧化氯为强氧化剂，其氧化能力为氯的2.5倍。新型稳定型二氧化氯制剂主要有两种类型：一类是液体，含量可达5%，pH值约为9，可保存1年；另一类是固体二氧化氯制剂，其是将亚氯酸钠和激活剂及其他成分分开包装及构成二元包装，使用时将二者同时溶于水中即成为二氧化氯溶液。稳定型二氧化氯使用时需要活化，其活化剂常用盐酸或某些有机酸。

二氧化氯属于高效消毒剂，可有效杀灭各种微生物，作为疫源地消毒比一般含氯消毒剂作用更快、使用浓度低、毒性低、对环境污染轻。主要应用于以下一些方面。

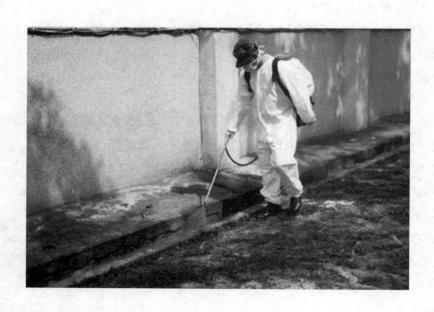

（1）疫源地消毒

对普通肠道传染病疫源地和传染性肝炎疫源地均可采用二氧化氯进行现场消毒。对污染物品用200mg/L二氧化氯水溶液浸泡10~30min，物体表面用 250 ~ 500mg/L 溶液擦拭消毒，疫区环境用 250mg/L 水溶液喷洒。对疫区的水果蔬菜可用 50mg/L 水溶液浸泡 10min，然后用清水冲洗干净即可。

（2）餐具和食品加工设备消毒

由于二氧化氯水溶液无残留毒性和异味，杀菌作用快速，比较适于餐饮具消毒。对于不含残饭油污的餐具用 200mg/L 二氧化氯水溶液浸泡 5 ~ 10min 即可。食品加工设备在清洗后用 200mg/L 二氧化氯水溶液浸泡 30min 可达到消毒要求。牛奶厂的奶器如挤奶器和储存容器等洗涤消毒用 500 ~ 1000mg/L 二氧化氯水溶液擦拭或浸泡，然后用清水冲洗干净即可。二氧化氯对玻璃、陶瓷、塑料制品消毒亦可得到良好的消毒效果，常用 500 ~ 1000mg/L 二氧化氯水溶液浸泡 30min 可以达到高效消毒水平。

（3）饮用水消毒

二氧化氯消毒饮用水比其他含氯消毒剂具有特殊优越性，其特点如下。

① 杀灭微生物的效果更好，对病毒和各种细菌的杀灭效果均比其他含氯消毒剂高数倍以上。

② 在水中不形成三卤甲烷。由于二氧化氯主要是氧化反应作用于微生物和水中的有机物，故不会形成三卤甲烷。它还具有沉淀水中铁和锰的作用。

③ 二氧化氯对水内的酚类物质、地表水中的藻类物质破坏作用强，消除水的异味。在一般洁净水中，加量 1mg/L 作用 1min 可杀灭伤寒沙门菌、痢疾杆菌、大肠埃希菌等肠道致病菌。2mg/L 浓度作用 1min 可灭活脊髓灰质炎病毒和甲型肝炎病毒。实际使用时，井水投加量按 2mg/L，地面洁净水投加量按 3 ~ 5mg/L 即可达到消毒要求。

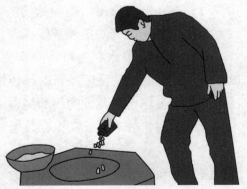

使用二氧化氯注意事项如下。

① 稳定型二氧化氯使用时需要活化。固体制剂一般将活化剂单独包装，使用时一并溶解于水即为活化的二氧化氯溶液。液体制剂使用时，一般需加入盐酸等酸性活化剂，否则将影响其杀菌效果。

② 二氧化氯水溶液一经活化或稀释就会分解快而不稳定，所以应当天

配制当天使用，不得过期使用。

③ pH 值不仅影响二氧化氯的杀菌效果，也影响其稳定性。在溶液中加入碳酸钠、过碳酸钠、硼酸钠等，使其变成碱性，可达到提高稳定性的目的。但在使用时必须加入酸性活化剂，将溶液 pH 值调到酸性，形成二氧化氯活化形式，增强杀菌效果。

5. 酸性氧化电位水

酸性氧化电位水也属于含氯消毒剂的一种，是通过电解低浓度食盐生产的一种具有高氧化还原电位、低 pH 值、含低浓度有效氯的无色透明液体，有氯味，能够快速杀灭微生物，对各种微生物都有较强的杀灭作用，并且安全可靠、无残留、有利于环保，可用于多种情况下的消毒。其氧化还原电位大于或等于 1100mV，pH 值在 2.7 以下，有效氯含量一般为 25 ~ 50mg/L。目前主要用于手、皮肤黏膜的消毒，也可用于餐饮具、瓜果蔬菜的消毒和医疗用品的消毒。

酸性氧化电位水的使用方法及注意事项如下。

消毒时只能使用其原液。手的卫生消毒，流动浸泡 1 ~ 3min；皮肤黏膜消毒时，流动浸泡 3 ~ 5min；餐饮具的消毒，流动浸泡 10min；瓜果蔬菜的消毒，流动浸泡 3 ~ 5min；环境和物品表面的消毒，擦洗浸泡 10 ~ 15min；肝炎病毒污染物品的消毒，流动浸泡 15min。酸性氧化电位水在室温、密闭、避光的条件下较稳定，可保存 1 个月。

酸性氧化电位水在有机物存在下对杀灭微生物的作用有明显影响，所以被消毒物品必须清洗干净；对不锈钢无腐蚀，对普通铝和碳钢有轻度腐蚀性，故此类金属材料制成的物品消毒应慎用。酸性氧化电位水在室温暴露的条件下不稳定，故不宜长期保存，最好现用现制备。

6. 含氯清洗消毒剂

含氯清洗消毒剂是集消毒与清洁作用于一体的制剂。消毒与清洁对于预防疾病都很重要，仅靠清洁达不到去除污染的目的，但清洁是保证消毒效果的重要条件。在医院内，使用后的医疗用品被大量含有病原因子的脓、血、便和分泌物污染，在消毒前必须清除，为避免单纯清洗导致污染源扩散，在清洗的同时达到消毒的目的，这就发展了清洗消毒剂。除医疗用品之外，在食品行业、宾馆饭店及家庭的各种用品亦有可能携带病原而传播疾病，也需要清洗消毒。

根据使用目的不同，清洗消毒剂有两种：一种以消毒为主清洗去污为辅，这类清洗消毒剂是在保证消毒效果的前提下，能有效去除污垢，促进消毒作用，多用于医院消毒。另一种以清洁作用为主消毒为辅，这类制剂是在保证良好的去污能力的前提下，杀灭或抑制普通致病菌，起到卫生保健作用，多指消毒洗衣粉、消毒洗涤剂等，不适合医院内消毒。

（1）清洗消毒剂的种类

清洗消毒剂通常由化学消毒剂和洗涤剂或除垢剂以及助洗剂、稳定剂、缓蚀剂等成分组成。清洗消毒剂配方的目的是增加去污洗涤功能，提高杀菌效果，降低腐蚀性和增强稳定性。

按所含消毒剂性质不同，分为含氯清洗消毒剂、含碘清洗消毒剂、含过氧化氢清洗消毒剂和含季铵盐洗必泰清洗消毒剂等。其中，使用最多的是含氯清洗消毒剂，尤其在医院消毒中广泛应用。

按使用对象不同，分为以杀菌能力为主的清洗消毒剂和以清洗为主兼有消毒作用但只能杀灭普通抗力的细菌的消毒剂。第一类制剂主要适用于医院消毒，也可用于食品行业、饭店宾馆的消毒和家庭消毒；第二类制剂只适用于家庭及卫生清洗消毒，不可用于医院污染物品的消毒。

按剂型不同，分为液体清洗消毒剂和固体清洗消毒剂。液体清洗消毒剂多数用次氯酸钠作为主要杀菌成分，杀菌效果好、去污能力强；固体清洗消毒剂多以优氯净、二氯或三氯异氰尿酸等为杀菌成分。

这里主要介绍含氯清洗消毒剂。

（2）含氯清洗消毒剂的分类和性质

普通污垢附着在物体上主要是机械附着，液体和半固体污垢极容易黏附到物体表面，干燥之后不容易自然脱落，在受到机械作用或液体浸泡时才容易脱落。另外一些污垢与物体之间具有静电力等引力，使得黏附力更强，要靠强力洗涤剂或加酶洗涤剂才可去除。还有化学吸附性污垢，如果汁、粪便和血污等极容易靠化学吸附力沾染在高分子材料上不容易清除。这种污垢靠单一消毒剂作用比较困难，必须用清洗和消毒能力都很强的复合物方可奏效。

清洗和消毒同步进行是清洗消毒剂配方的根本目的，也是消毒技术的进步。清洗可为消毒清除障碍，清洗时的消毒是防止病原扩散、保护医护人员不受感染的必要措施。

1）液体含氯清洗消毒剂　以次氯酸钠溶液为主要杀菌成分，所用洗涤剂主要是十二烷基磺酸钠、十二烷基苯磺酸钠等。我国在 20 世纪 80 年代开始研制推广，目前在国内市场先后推出的有四环清洗消毒剂、山花清洗消毒剂、84 消毒液等数十种含氯清洗消毒剂。

以次氯酸钠和洗涤剂复配的制剂，呈淡黄色透明溶液，富有泡沫，有轻微的氯味。溶液沸点 96 ~ 98℃，呈碱性，pH 值 11 ~ 13，200 倍稀释液 pH 值仍有 9 以上。此类复方制品比较好地保留了次氯酸钠的杀菌效果，增加了去污能力，增强了稳定性，降低了刺激性和腐蚀性。但其仍然具有漂白作用，对碳钢、铜和铝制品有腐蚀性，而对不锈钢、橡胶乳胶制品及其他高分子材料基本无损坏。多数产品有效氯含量约 5%，1 年内有效氯下降 35% 左右。

2）固体含氯清洗消毒剂　主要杀菌成分是二（三）氯异氰尿酸钠、二（三）氯异氰尿酸等，所用洗涤剂主要是十二烷基苯磺酸钠、十烷基硫酸钠等，助洗剂是碳酸盐和磷酸盐等。国内市场产品有粉剂和片剂，多数产品含有效氯在 15% ~ 35% 范围，个别产品可低到 5% 或高到 42%。固体含氯清洗消毒剂主要优点是含有效氯比例高，运输储存方便，使用亦很方便；但多数去污力不强，有的甚至基本无去污能力，溶解成液体时稳定性更差。

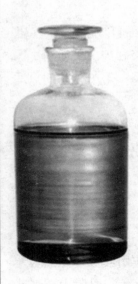

（3）含氯清洗消毒剂的应用

1）疫源地消毒　此处特指传染病病人家庭、传染病房、传染病流行区。疫区内的生活用具可参考前述方法处理，室内表面、交通工具可用含有效氯 250mg/L 清洗消毒剂溶液喷洒 100mL/m²，污染地面根据地面材质适当增加浓度和喷量。用含氯清洗消毒剂作疫源地消毒不仅效果可靠，而且因其良好的去污能力适用范围广。

2）餐饮具的消毒　医院营养食堂、饭店宾馆及家庭的餐具茶具都可用含氯清洗消毒剂进行消毒。对已作简单清洗的餐具可用含有效氯 250mg/L 溶液浸泡 10 ~ 30min，洗净即可；对于传染病病人用过的餐具需要用 1000 ~ 1500mg/L 浸泡 30min，洗干净之后再用。炊具或食品加工工具及操作台等应先经过洗涤剂洗干净，然后再用 1000mg/L 有效氯浸泡 30min 以上，将残余氯冲洗干净即可。

三、酒精消毒

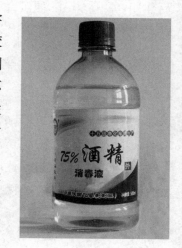

酒精是大家都熟悉的一种常用消毒剂，化学名叫乙醇。为无色透明的液体，容易挥发，有较强的酒的气味与辛辣味。酒精能和水按任意比例混合，一般市售的酒精，酒精含量按质量计算不低于92%，按体积计算不低于94%，无水酒精浓度可高达99%。因此，作为家庭消毒用，应把市售的酒精加水兑成浓度约75%即可。

酒精对细菌繁殖体、病毒与真菌均有杀灭作用。它能使细菌的蛋白质失去活性，干扰微生物的新陈代谢，溶解某些细菌的菌体等达到杀灭作用。作用速度一般较快，在擦拭物体表面时能去污，起清洁消毒作用；酒精对物体无腐蚀性，基本无毒。

在家庭消毒中，一般来讲酒精主要用于以下几方面。

1. 手的卫生消毒

如家中有传染病病人需护理时，可分别在护理前后用酒精来消毒手，可在洗涤干净后用70%～75%浓度的酒精直接涂抹在手上，使酒精的作用时间不少于1～3min。

2. 体温计的消毒

如家中有发热病人需经常测体温，则对体温计也需经常消毒。一般每次测体温后应把体温计上的黏液擦去，然后在70%～75%浓度的酒精中浸泡消毒10min以上。

3. 生活用品表面消毒

包括日常生活用具、文具、玩具、餐具、电话机、桌面、床头柜等均可用 70% ~ 75% 浓度的酒精进行浸泡或擦拭消毒，作用时间不少于 5min。

4. 传染病病人排泄物的消毒

如用酒精消毒结核病人的痰液，1 份痰液加 2 倍量的 95% 酒精，搅拌后作用 30 ~ 60min 便可。

四、碘伏消毒

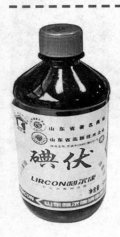

随着人们防疫意识的提高和家庭消毒观念的改变，碘伏（络合碘）以其杀菌谱广、使用安全方便，已经成为现代城市和农村家庭生活中常备的卫生用品之一。

碘与表面活性剂的不定型结合物称为碘伏。由于碘伏是一类复合物，表面活性剂主要作载体，并有助溶作用。在医用碘伏中，目前最常用的是碘络酮（简称 PVP-I），其主要成分为 PVP 和元素碘。在这里，PVP 便是一种非离子表面活性剂，而起消毒杀菌作用的是碘。

碘络酮的原液为深棕色，含有效碘 0.75% ~ 1%，较稳定，无味，水溶性较好。因含有非离子表面活性剂，易起泡沫，有清洁剂的作用。在日常生活中，一般可把碘伏配制成相应的溶液，采用浸泡、擦拭、冲洗、坐浴、喷雾等方式进行家庭消毒。常用于皮肤黏膜的消毒。

1. 用途

① 用于生吃的时鲜瓜果、蔬菜消毒。一般使用 150mg/L 左右的碘伏浸泡 5 ~ 10min，取出后将水分擦干，即可直接入口。

② 家庭中碗、筷等餐具、茶具、脸盆消毒。一般使用 50 ~ 150mg/L 的碘伏浸泡消毒 10 ~ 20min，能达到较好的消毒效果。

③ 传染病病人（如甲肝、痢疾等）内衣、内裤及毛巾、浴巾、手巾等消毒。一般用 100 ~ 200mg/L 的碘伏浸泡消毒 15 ~ 30min，消毒过的棉织品不会染色，也很容易漂洗干净。

④ 对婴幼儿的衣物、玩具等物品消毒。一般用 100 ~ 200mg/L 的碘伏浸泡消毒，作用时间 20min 左右。

⑤ 对淋病和霉菌性、滴虫性阴道炎等性传播疾病患者消毒。一般可用 250 ~ 500mg/L 的碘伏进行外阴部浸洗消毒。

⑥ 家用体温计消毒。一般用 250mg/L 碘伏浸泡 10min 即可。

2. 注意事项

① 这里所讲碘伏的浓度为质量浓度，如含 100mg/L 碘伏则相当于含 0.01% 有效碘的溶液浓度，在实际消毒配制时应注意换算。

② 碘伏稀释液稳定性差，宜现用现配。

③ 碘伏在消毒一些塑料制品如餐具、玩具时可着色，应注意浸泡时间，并及时用清水冲洗干净。

④ 对银、铜、铅制器具长时间浸泡消毒时，可有轻微的腐蚀作用，消毒后及时用水冲洗可减轻对这些器具的腐蚀性。

⑤ 碘伏可诱发过敏反应，如接触部位发生皮炎、瘀斑等。虽然发生率较低，但在实际使用中应注意。

五、碘酒消毒

碘酒（又叫碘酊），即碘与碘化钾的稀酒精溶液，属游离碘消毒剂，是另一种含碘消毒剂。

碘酒中起消毒作用的是碘元素。碘元素活性和渗透性很强，有沉淀蛋白质的作用，可以直接卤化菌体蛋白质，使微生物死亡。碘具有快速和高效的杀菌作用，碘酒浓度用含碘量表示，一般市售的碘酒有效碘含量为 2%。

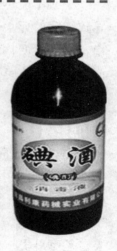

1. 用途

① 体温计的消毒。在使用后用 2% 碘酒浸泡 1 ~ 5min。

② 头脸部小疖肿，毛囊炎初起时可蘸取碘酒 1 滴外涂皮肤表面。

③ 皮肤的小切口、小范围擦伤可涂 2% 碘酒，作用 1～2min 后，再用 75% 酒精擦净残余的碘，避免着色。

④ 消毒饮用水时一般每升水中加入 2% 碘酒 5～10 滴作用 30min 便可直接饮用。

2. 注意事项

① 买来的碘酒应密闭保存在有色玻璃瓶中。

② 消毒皮肤后应用 75% 酒精擦去剩余的碘。

③ 碘酒的杀菌能力与颜色有密切关系，时间过久，碘酒的颜色变浅说明杀菌作用亦在减小，应更换。

④ 碘酒不可口服，应保存在儿童拿不到的地方。

⑤ 碘酒不能与红汞（红药水）同时使用，以免腐蚀皮肤。

六、洗必泰消毒

洗必泰又名洗必太，化学名为双氯苯双胍己烷，为双胍类化合物。难溶于水，一般多制成盐酸盐、醋酸盐与葡萄糖酸盐使用。

洗必泰能迅速破坏细菌的细胞膜和一些酶的活性，从而导致细菌的死亡，为广谱消毒剂。由于其杀菌作用好，性能稳定，毒性低，刺激性小，对人无副作用，且使用方便，因而得到广泛的使用，目前已成为家庭中主要的化学消毒剂。

1. 用途

1）物体表面消毒　物体表面消毒的使用浓度为 0.02%～0.5%，采用擦拭或喷洒的方式均可，作用时间为 10～60min。

这种消毒方法可用于家庭中有呼吸道、肠道及接触性传染病如甲型肝炎、乙型肝炎、伤寒、痢疾、猩红热、淋病等病人时的消毒。

2）餐具、茶杯等日用品浸泡消毒　在用洗必泰浸泡前应先用清水冲洗干净，然后浸入 0.02% 的溶液中作用 10min。

　　3）皮肤创面消毒　护理完传染病病人后，接触病人的双手用 0.5% 洗必泰醇溶液擦拭皮肤 1 ~ 2 次，可达到较好的消毒效果。在家庭中有人皮肤外伤时，可先用 0.05% 的洗必泰水溶液进行伤口洗涤和创面消毒，然后到医院处理。

2. 注意事项

　　① 有机物能减弱洗必泰的杀菌作用，因此不宜用于消毒粪便、痰液等排泄物。

　　② 不能与肥皂或洗衣粉混合使用或在其前后使用，以免失效。

　　③ 不宜与红汞、碘、高锰酸钾等消毒药品一起使用。

七、新洁尔灭消毒

　　新洁尔灭属季铵盐类消毒剂，化学上称为阳离子表面活性剂。溶于水时无难闻的气味，有表面活性作用，能达到较好的杀菌作用。其杀菌作用的机制是转变细菌胞体的渗透性，使菌体破裂，另外因具有良好的表面活性作用，可使消毒液中的有效成分聚集在菌体表面，干扰细菌的新陈代谢等，致使细菌被杀灭。市售的新洁尔灭为 5% 浓度的白色液体，性质稳定，不怕热和光，可长期储存，因此可作为家庭中常备的消毒剂。

　　新洁尔灭属低水平消毒剂，一般在家庭中仅用于喷洒、擦拭物品的表面及一些婴幼儿玩具的消毒。另外也可用于家庭中一些纺织品、照片等的防霉处理及农村禽、畜舍的喷雾消毒。

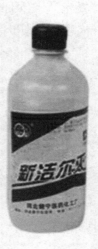

1. 用途

　　① 传染病患者家庭居室的物品消毒。一般配制成 0.1% ~ 0.5% 浓度喷洒、擦抹。

　　② 儿童玩具浸泡消毒。一般先把玩具清洗干净，再用 0.1% ~ 0.5% 的新洁尔灭浸泡 10 ~ 60min。

③ 照片、纺织品防霉处理。在梅雨季节到来之前，可用 0.02% ～ 0.1% 的新洁尔灭溶液进行防霉处理。

④ 家庭中有流感病人时，对居室空气消毒可用 0.1% 浓度的消毒液进行喷雾。

⑤ 对农村禽、畜舍消毒时，可用 0.05% ～ 0.1% 浓度的新洁尔灭溶液来喷洒消毒。

2. 注意事项

① 在配兑相应浓度的消毒剂时，应避免在水溶液中形成泡沫。

② 因新洁尔灭为低水平消毒剂，不宜用于消毒传染病病人的粪便、痰液等排泄物。

③ 在消毒玩具前如用肥皂清洁了玩具，应用清水把玩具冲洗干净后再用新洁尔灭来浸泡消毒。

④ 在使用新洁尔灭时应随用随配，发现配制的消毒溶液变黄、发浑及产生沉淀时应及时更换。

⑤ 每次更换消毒液时，应先把盛放消毒液的容器清洗干净。

八、高锰酸钾消毒

高锰酸钾通常又被称为 PP 粉，是黑紫色、细长的菱形结晶颗粒，带金属光泽，没有气味。高锰酸钾溶于水后形成紫色溶液，可杀灭细菌繁殖体、病毒，破坏肉毒杆菌的毒素，医学上常用于皮肤消毒。

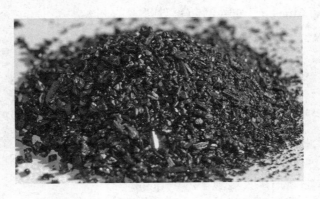

1．用途

高锰酸钾是一种强氧化剂，通过氧化细菌体内的活性基因而发挥杀菌作用，其消毒杀菌能力比过氧化氢强。消毒时，多用高锰酸钾的水溶液进行喷洒、浸泡、擦抹等。家庭消毒主要在以下几种情况下使用。

1）茶杯、碗等食具消毒　可用 0.01% 的溶液浸泡 30 ~ 60min，然后再用清水冲洗干净后保持洁净放置。

2）被传染病病人污染的用具和物体表面消毒　可用 0.01% ~ 0.1% 的溶液擦抹或喷洒。

3）小伤口的处理　可用 0.01% ~ 0.02% 的溶液冲洗伤口。

4）皮肤消毒　用 0.01% ~ 0.02% 溶液浸泡，一般半盆水加高锰酸钾颗粒 3 ~ 5 粒，使水略带红色便可，用后不必再清洗。

5）除臭　用 0.1% ~ 1% 高锰酸钾溶液可除臭，常用于清洗便盆、痰盂及抽水马桶。

2．注意事项

① 高锰酸钾溶液不稳定，现用现配。

② 不要用湿手直接去拿高锰酸钾颗粒，清洗皮肤时浓度不能超出规定范围，以免腐蚀皮肤。

九、戊二醛消毒

戊二醛具有高效、广谱、快速杀灭微生物的作用，可有效杀灭各种细菌繁殖体、结核杆菌、真菌、细菌芽孢、病毒等。戊二醛在使用浓度下，具有腐蚀性低、使用方便的优点。继甲醛和环氧乙烷之后，戊二醛被誉为化学低温灭菌剂发展史上第 3 个里程碑。我国已将戊二醛列入法定消毒剂。20 世纪 80 年代后，我国在医院消毒中推广使用戊二醛，目前国内大部分医院将戊二醛作为不耐高温、怕腐蚀器械灭菌的首选消毒剂，并逐渐用戊二醛取代甲醛溶液

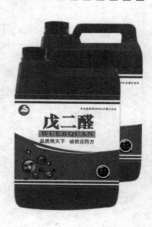

和新洁尔灭。

消毒剂戊二醛原料成品含量为 25% 和 50%（质量/体积），为无色或淡黄色油状液体，呈酸性，pH 值为 3.1 ~ 4.5，沸点为 187 ~ 189℃。戊二醛挥发性低，有轻度醛刺激性气味。戊二醛易溶于有机溶剂，并可以任何比例与水混溶，其水溶液也呈酸性，pH 值为 3.5 ~ 5.5。戊二醛在 pH < 5 时最稳定；在 pH 值为 7 ~ 8.5 时杀菌作用最强。

国内外代表性产品主要有如下几种。

1）2% 碱性戊二醛　在 2% 戊二醛水溶液中加入碳酸氢钠（0.1% ~ 0.3%），将其碱化成 pH 值为 7.5 ~ 8.5 比较合适。经过碱化的戊二醛具有很强的杀芽孢作用。但其稳定性明显下降。

2）2% 强化酸性戊二醛　在 2% 戊二醛水溶液中加入 0.25% 聚氧乙烯脂肪醇醚等非离子表面活性剂即可制成强化酸性戊二醛，pH 值为 3 ~ 5。酸性戊二醛稳定性比较好，对病毒的灭活作用比碱性戊二醛稍强，但其杀灭细菌芽孢的效果比碱性戊二醛稍差，有腐蚀性且不适合用亚硝酸钠作防腐剂。

3）2% 强化中性戊二醛　在 2% 戊二醛中加入适量表面活性剂和缓冲剂，将 pH 调至中性，使之成为中性戊二醛水溶液，可保持较好的稳定性和良好的杀芽孢效果。

上述三种戊二醛制剂都不同程度地存在腐蚀性，中性和碱性戊二醛在使用时均需加入 0.5% 亚硝酸钠作为防腐剂。一旦加入防腐剂可连续使用期限不超过 2 周，保存期限不超过 28 天。

十、邻苯二甲醛消毒剂消毒

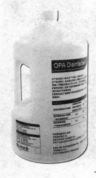

邻苯二甲醛消毒剂由于其挥发性小和对皮肤几乎没有刺激而受到人们的青睐。邻苯二甲醛 4.8g/L 水溶液作用 1min，对大肠杆菌和金黄色葡萄球菌平均杀灭率为 99.90% 以上；以 6g/L 邻苯二甲醛水溶液对白色念珠菌作用 1min，平均杀灭率达 99.90% 以上，对枯草杆菌黑色变种芽孢作用 70min 和 120min，平均杀灭率分别为 99.94% 和 100%；以 6g/L 邻苯二甲醛水溶液作用 10min，可有效破坏不锈钢载

体上 HBsAg 抗原性。该消毒剂对细菌繁殖体、酵母菌和细菌芽孢均有良好的杀灭效果，且性能稳定，腐蚀性小。6g/L 邻苯二甲醛消毒液对不锈钢、碳钢、铜、铝浸泡 72h，除对铜有中度腐蚀之外，对其他金属均基本无腐蚀；有机物对邻苯二甲醛杀菌效果有一定影响。消毒灭菌效果比传统醛类消毒灭菌剂增强近 20 倍。本品理化及生物性能非常稳定，有效期 2 年；消毒灭菌时间只需戊二醛（灭菌需 10h）的 1/5。原液使用，不需稀释，不需活化。

十一、石灰消毒

石灰很少被人列为消毒剂，但在农村广泛用作新建水井、农田、鱼池以及养殖场的消毒剂。生石灰与水反应后生成氢氧化钙，在水中可少量溶解，使水溶液显很强的碱性，可将细菌以及病毒溶解使其死亡。因此它可用于传染病病人排泄物的消毒。使用时可用生石灰将排泄物覆盖，让其吸收排泄物中的水分再自然浸入排泄物内部达到消毒目的。

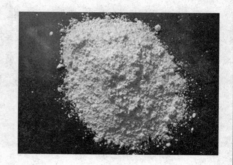

第三节　消毒剂的选择及使用注意事项

一、消毒剂的选择标准

化学消毒剂种类繁多，人们在消毒实践中，总要选择比较理想的化学消毒剂来使用。作为一个理想的化学消毒剂，应具备以下几个特点。

① 杀菌谱广。

② 使用有效浓度低。

③ 杀菌作用速度快。

④ 性能稳定。

⑤ 易溶于水。

⑥ 可在低温下使用。

⑦ 不易受各种物理化学因素影响。

⑧ 对物品无腐蚀性。

⑨ 无臭，无味，无色。

⑩ 毒性低，消毒后无残留毒害。

⑪ 使用安全，不易燃烧。

⑫ 价格低廉。

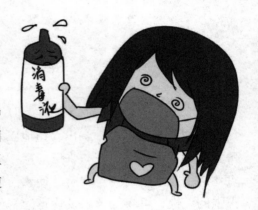

目前的化学消毒剂中，没有一种能够完全符合上述要求。因此在使用中，只能根据被消毒物品的性质、工作需要及化学消毒剂的性能来选择使用某种消毒剂。

二、家用消毒剂使用原则

1. 合理配制浓度

化学消毒剂只有达到一定的浓度才有消毒效果，浓度太低不能消除病原微生物，浓度太高可能对消毒对象产生明显的破坏作用，并可能给人体健康带来伤害，所以消毒剂浓度不是越高越好。

2. 严格规定时间

消毒剂只有作用一定的时间才有消毒效果，有的消毒剂杀菌作用快速，有的就较慢，不同的消毒剂和不同的消毒对象可能需要的作用时间是不相同的，要保证消毒有效必须让消毒剂与消毒对象作用一定的时间。

3. 确保使用安全

目前市场上的多数化学消毒剂对人体和物品有一定的危害，使用时需要注意安全。避免消毒剂直接接触人体，万一不慎溅入眼睛应立即用清水冲洗。为安全起见，配制消毒剂时应该戴手套戴眼镜，避免儿童在场。有些消毒剂可能引起金属物品的腐蚀和带色物品的褪色，使用时需要特别谨慎，在达到说明书介绍的消毒时间后最好用清水立即清洗干净并擦干。

4. 减少影响因素

消毒效果与消毒对象的性质有关，含有有机物的物品可能影响消毒效果。消毒前应该尽量使消毒对象清洁，对餐饮用具、家具消毒时最好先清洁后消毒。由于消毒物品上的水分可能降低消毒剂的浓度，消毒对象在消毒时应比较干燥。

5. 化学消毒液现用现配

多数化学消毒剂不稳定，特别是遇水稀释后，更易分解，必须现用现配，不可重复使用；重复使用会造成消毒液污染，消毒效果下降。

6. 科学实施消毒

不同的消毒剂杀灭病原微生物的效果不同，不同的微生物对消毒剂的抵抗力也不同。一般家用消毒剂只是对一些常见微生物有杀灭作用，对一些抵抗力较强的微生物可能没有消毒作用。因此，如果家庭中出现了传染病人，应该按照医生的建议和当地疾病预防控制部门的要求采取消毒措施。

三、使用消毒剂时的注意事项

1. 选用合格的消毒产品

消毒剂首先应是合格的消毒产品，还应有使用说明书、生产日期和失效期。

2. 按正确方法使用

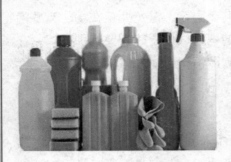

合格消毒剂的包装上都有详细的使用说明书，如对消毒剂的有效成分与含量、配制方法、使用对象和范围、杀灭微生物的种类、消毒使用方法、作用浓度和时间、保存运输方法和可能的危害都有详细的说明。使用者在使用前应详细阅读使用说明书，看清标签上消毒剂的标示浓度及稀释倍数。如采用过氧乙酸、过氧化氢和某些含氯消毒剂消毒，应戴乳胶手套和护目镜，按有关规范或推荐的使用方法使用。

3. 包装、储存、运输要符合安全要求

伪劣产品的包装材料、包装方法一般都不合格。如过氧乙酸采用易碎的玻璃瓶包装，瓶盖上没有排气孔，有些人擅自将大包装分为自制的小包装等，这些都可能导致玻璃瓶的爆炸引起危险。又如储存过氧乙酸时应避免阳光直射，避开高温，打开过的消毒剂瓶盖不要拧得太紧，应让气体自然挥发。

消毒剂要放在儿童拿不到的地方，最好上锁保管，以免儿童误服或消毒剂洒出，导致烧伤。也不要将消毒剂放在厨房，不要将消毒剂与食物混放。不要用口服饮料的空瓶灌装消毒剂，如果要用，必须撕去原来的标签，贴上一张醒目的消毒剂标签。万一误用了消毒剂，应立即采取紧急救治措施。

4. 消毒操作者要进行适当的学习培训

为保证消毒的安全有效，消毒操作者可以通过电视、广播、报纸和网络了解消毒剂的有关知识。

四、消毒前后的处置

现在的普通家庭都有了一些高档家具，这些在设计、选材的时候一般都没有考虑消毒的需要，因此有些消毒方法在家庭用起来就难免受到限制。家庭消毒应分门别类，采用不同的方法。

一般来说，家庭消毒前应做好的准备工作包括消毒方法选择、器材准备、环境清理和防护几个方面。

1. 消毒方法选择

前面已经介绍了消毒方法的分类。在家庭进行消毒前应根据需要消毒的物品、（可能的）污染性质和现有条件决定选择化学方法或物理方法进行消毒。

2. 器材准备

在确定使用哪种消毒方法消毒以后，就要进一步准备好消毒器材。如使用物理消毒方法，应检查消毒用具是否完好、齐备，能否达到消毒要求，如高压锅是否密封好、紫外线灯管是否达到要求的照射剂量；如使用化学消毒方法，则要检查所选择的消毒剂对各种材质的家具是否有不良影响（如是否有腐蚀性等），确认所采购消毒剂的实际浓度和了解配制方法，用具是否完好齐备，如在使用喷雾器消毒时应检查喷头是否能够达到较高的分散度。

3. 环境清理

在实施消毒以前，要先清理需要消毒的用具和场所，做到心中有数，避免遗漏。

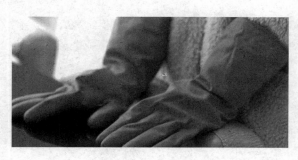

4.防护

包括两个方面，即个人的防护和家具的防护，后者在使用化学消毒时要尤其注意，目的是避免化学损伤。个人的防护主要有戴手套、戴口罩和穿防护衣（家庭可用厨房用工作服或旧的棉织品外衣代替），目的是避免与病原体接触和减少消毒剂对人体的危害。

消毒后的处置主要包括已消毒用具和环境的保洁、消毒用具的保管（化学消毒剂应放在儿童不能拿到的高处或上锁的杂物间）、防护用品的消毒洗涤（一般采用浸泡消毒，注意另配消毒液，或采用煮沸消毒）。

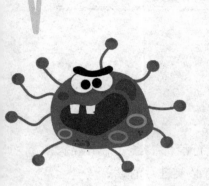

第三章
家庭消毒方法

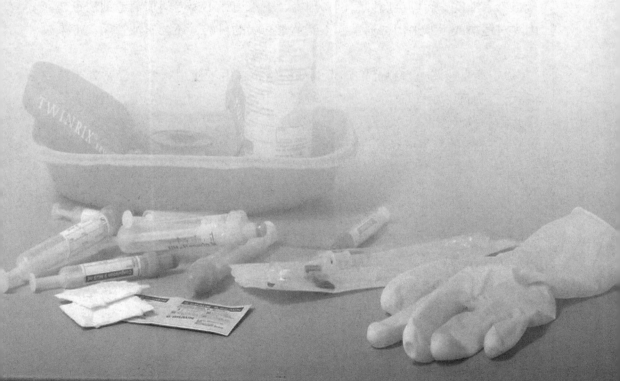

第一节 家庭消毒原则

一、家庭消毒原则

① 一般情况下，家庭只需要清洁卫生，无须进行消毒；当家中出现病人时，尤其是传染病病人时，或者外人来访后，才有必要进行消毒。

② 对于一般家庭，在选择消毒方法时应尽量选用物理消毒的方法，如蒸煮、暴晒。餐具消毒首选煮沸消毒，或者消毒柜。衣物、被褥主要采用在阳光下暴晒的方法。室内空气消毒主要采取定期开窗通风。洗手时，如果没有接触患者，使用普通肥皂和流动水即可。

③ 对经常接触的物体表面，如门把手、楼梯扶手、脚垫、水龙头等重点部位进行消毒，不要全房大面积喷洒消毒剂。

④ 对于洗脸面盆和坐便器，只需要对表面适量喷洒消毒，消毒后用大量自来水冲洗，否则会腐蚀管网；地漏及下水道，不要专门加消毒剂消毒，因为对地漏或下水道消毒通常起不到消毒防病的目的，还会腐蚀管网，带来后患。

⑤ 不要遗漏重点物品的消毒，如洗碗布，由于使用频繁，经常处于湿润状态，而且接触饭菜等有机物比较多，十分有利于细菌的滋生，因此应经常暴晒、煮沸消毒。

⑥ 宠物的窝巢应经常进行消毒。

二、家庭消毒效果的影响因素

在防治畜禽传染病过程中，合理使用消毒剂可以有效杀灭外界环境中的病原微生物切断传染病的传播途径，达到理想的消毒效果。在实际工作中，为了充分发挥消毒剂的效力，应注意以下五大因素的影响。

1. 微生物的敏感性

不同的病原微生物，对消毒剂的敏感性有很大的差异，例如病毒对碱和甲醛很敏感，而对酚类的抵抗力却很低。大多数的消毒剂对细菌有杀灭作用，但对细菌的芽孢和病毒作用很小。因此在消毒时，应考虑致病微生物的种类，选用对病原体敏感的消毒剂。

2. 消毒剂的浓度

一方面，消毒剂的浓度越高，杀菌力也就越强，但随着消毒剂浓度的增高，对活组织（畜禽体）的毒性也就相应地增大；另一方面，有的消毒剂当浓度超过一定范围时，消毒作用反而减弱，如70% ~ 75%的酒精杀菌效果要比95%的酒精好。

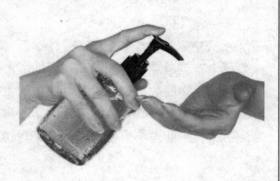

3. 消毒剂使用的时间

一般情况下，消毒剂的效力同消毒作用时间成正比，与病原微生物接触并作用的时间越长，其消毒效果就越好。作用时间如果太短，往往达不到消毒的目的。

4. 消毒剂的温度

消毒剂的杀菌效力与温度成正比，温度升高，杀菌效力增强，因而夏季消毒作用比冬季要强。

5. 环境中有机物的存在

当环境中存在大量有机物如畜禽粪、尿、污血、炎性渗出物等会影响消毒效果，一是有机物可在细菌细胞外形成保护层，使消毒药不能接触菌体细胞壁；二是有机物或其某些成分可与许多消毒药结合，使其不能与微生物发生作用，严重降低消毒药的功能。因此在进行消毒之前，应首先对畜禽舍进行彻底清扫和冲洗，清除畜禽舍内的粪尿污物等，从而充分发挥消毒剂的有效作用。

第二节 家庭物理消毒法

　　家庭中采用化学方法消毒，虽然可以起到很好的作用，但同时消毒剂或多或少有刺激性、腐蚀性和残留的低毒性，而物理消毒方法不仅能有效减少病原微生物的数量，减少家庭成员间发生传染病的可能，而且经济实惠，容易实施，更重要的是能够降低化学消毒剂带来的不利影响。因此在家庭日常生活中，除非迫不得已，应尽量采用物理消毒方法。

一、机械消毒法

　　所谓机械消毒法，通常是指通过冲洗、刷、擦、抹、扫、通风和过滤等方法从物体表面除掉或从物体中滤除污染的病原微生物。这些方法虽不能杀灭病原体，但可大大降低其数量，减少感染的机会。

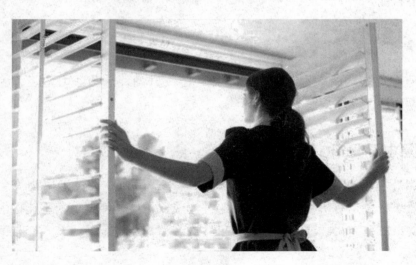

　　如开窗通风，可在短时间内使室内外空气进行交换，减少室内空气中病原体的数量，对有些娇嫩的病原体（如麻疹病毒）可起到杀灭的作用。采用通风方法进行家庭室内预防性消毒时，为达到较好的消毒效果，自然通风时间应该在半小时以上，通风时不要打开纱门纱窗以免蚊、蝇、鼠进入。

　　冬天戴口罩是过滤的一种形式，是预防呼吸道传染病的重要而又简单的方法之一。

　　可以洗涤的物品，经过最简单的擦拭洗涤，能扫除物体表面的病原体，实践证明，经过认真洗涤后的物品至少可清除其表面90%以上的病原体。

　　日常生活中，勤用肥皂等洗涤剂和流动的水洗手，每次1～2min，不仅能预防病毒性腹泻、痢疾、伤寒、肝炎和寄生虫病等传染病，也能预防各种接触性传染病，如红眼病等。

二、高温蒸煮法

　　依靠高温杀灭微生物，是人类最早使用的消毒方法，也是目前我国普通家庭最常用的消毒方法之一。高温蒸煮是一种最简单而有效的消毒方法，家庭做饭用的压力锅、煮锅、蒸锅都是很好的加热消毒器。通过高温蒸煮能使细菌体的蛋白质凝固变性，高温蒸煮最适合家庭使用。需注意的是，海拔高的地区因气压低，水的沸点低，必须用压力锅消毒。另外，用煮沸的水冲洗瓜果等直接生食的食物也可起到一定的消毒作用。

1. 家用高压锅消毒

　　随着人民生活条件的改善，高压锅成了城乡家庭中的常用物品，用来煮食米饭、猪肉、牛肉等有时间短、易热烂的优点。其实，家用高压锅也是一种操作简便、效果可靠的消毒器材。可用于家庭中食物、食具、棉织品及金属、玻璃制品等不怕热、不怕湿的物品消毒，有很好的消毒效果。

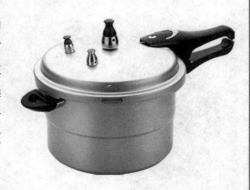

使用高压锅进行消毒是根据高压锅的大小加入适量的水，一般加水4～5cm高，将待消毒物品放在锅内支架上，盖上锅盖，放在火上加热。当限压阀有蒸汽排出时，关小火，维持15～30min，然后停火，压力锅自然冷却，待蒸汽排尽后打开压力锅，取出消毒物品。

使用家用压力锅进行物品消毒时，应注意以下几点。

① 压力锅内加的水应适量，多了容易浸湿干的棉织品等物品，少了又易烧干，一般在4～5cm高的水量便可，或根据自己的经验保持在加热15～30min水不被烧干。

② 不要将怕湿怕热的物品放在锅内消毒，以免损坏。放在锅内的消毒物品不要太多、包扎太紧，大小一般以锅容量的60%～70%为宜。消毒棉织品的包裹不要紧靠锅壁。

③ 加盖后开始加热，先排出冷空气，再盖上限压阀继续加热。当有大量蒸汽排出时开始计算消毒时间，一般维持15～30min即可达到消毒要求。

④ 让锅自然冷却，当限压阀降下并确认不再排气时，才可取下限压阀，打开锅盖。

⑤ 在使用前应注意检查压力锅的橡皮垫圈是否完整，限压阀气孔是否通畅，若有问题应予以处理。

⑥ 在消毒过程中，操作人员不要离开现场，不得自行加重限压阀的重量或在限压阀上加压重物，以免发生危险。

2. 家用蒸笼与流通蒸汽消毒法

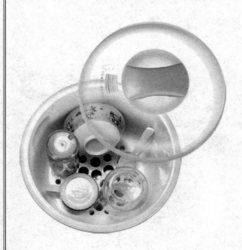

家庭用的蒸笼也是简易的流通蒸汽消毒器。

流通蒸汽消毒法也称为常压蒸汽消毒，是在一个大气压下，用100℃左右的沸腾的水产生的水蒸气进行消毒。可用于食物、食具、厨具和其他一些耐高热物品的消毒。流通蒸汽具有较强的杀菌作用，在消毒过程中，沸腾的水可产生大量蒸汽，这种蒸汽遇到被消毒物品时可释放出大量热，使其温度很快升高，同时蒸汽遇到冷的物品时，即凝结成水，体积突然变小而产生局部负压，这种负压可使蒸汽不断地进入消毒物品的深部，加速蒸汽对物品的穿透，使物品的深部也能达到消毒温度。

使用蒸笼进行消毒时，通常把蒸笼放在装满水的锅上，使笼和锅沿紧贴，以不漏气为好。将需要消毒的食物如饭、菜，洗干净的碗、筷、盘、杯等放入蒸笼中，盖上笼盖，使笼沿和笼盖密封，然后加热锅中的水。

蒸笼消毒时，应注意以下几点。

① 消毒作用时间应从蒸笼顶部有蒸汽冒出时算起。维持时间同煮沸消毒时间，一般在 15 ~ 30min。

② 消毒食物、食具与其他物品应分开进行。需要消毒的食具应先用清水冲洗干净，食具面向下使蒸汽流过消毒物品的表面。

③ 吸水物品不要浸湿放入，以免妨碍物品内部热交换，使消毒物品内部达不到消毒所需的温度。

④ 为利于蒸汽穿透，被消毒的棉织品包装不宜过紧过大。消毒后再烘干或晒干。

⑤ 为防蒸汽过分泄漏，可在蒸笼与锅沿处垫或围上湿的抹布，在蒸笼上沿与笼盖处同样围上湿的抹布。

⑥ 利用蒸笼消毒时，锅内所加的水应足量，以防烧干。

⑦ 经蒸笼蒸汽消毒的物品应注意保洁，在自然冷却后再使用或置于干净的碗橱中。

3. 煮沸消毒

煮沸消毒方法是将需要消毒的物品放于水中煮沸一定时间，以达到杀菌的目的。其热力传导主要靠水的对流，通过凝固微生物的蛋白质，破坏细菌的核酸、细胞壁和细胞膜，从而导致微生物的死亡来发挥其消毒作用。

当水温达到 100℃时，几乎能立即杀死细菌、真菌、立克次体、螺旋体和病毒。细菌芽孢由于抗煮沸能力比较强，则需煮沸 15min，有的则需数小时。

煮沸消毒法比较简单、方便，消毒效果可靠。其杀菌能力较强，杀灭不同类型的病原微生物需要不同的煮沸时间，所需煮沸时间应从水沸腾开始计算。一般来讲，水沸腾以后再煮 5 ~ 15min 即可达到消毒的目的。适用于食物、碗、筷的消毒，也可用于金属、玻璃制品及一些棉织品如毛巾、衣服等不怕湿、热的物品的消毒。

（1）家庭煮沸消毒法可用于以下几个方面

① 家庭常用的碗、筷、盘、碟等食具经一般清洗后可放入待加热的容器（如锅、水壶）内，所加的水应浸没需消毒的食具，煮沸后再维持5～10min便可达到消毒目的。

② 家庭用的毛巾、浴巾、桌布、抹布、手帕及一些传染病病人穿过或用过的衣服等纺织品的消毒也可用煮沸法。在煮沸时可加入适量的普通家用洗衣粉或洗涤剂，维持煮沸时间15～30min，在煮沸过程中搅拌几次，这样处理后的效果会更好。

③ 剩饭、剩菜、储存在冰箱内的熟食，在食用前也可以用煮沸法对食物进行消毒后再食用。

④ 用于家庭人员直接饮用的水，水煮开后维持1～5min便可。

⑤ 婴幼儿的用品如奶嘴、奶瓶、匙勺、尿布及一些玩具也可用煮沸法进行消毒，一般水沸腾后维持5～10min。

（2）用煮沸法进行消毒应注意以下几点

① 煮沸消毒的时间应从水沸腾后开始计算，如在煮沸过程中又加入其他物品，则消毒时间应从最后一件物品加入后煮沸时开始计算。

② 被消毒的物品应先清洗干净后，再装入容器内。每次被消毒物品应全部浸没于水中，待消毒的物品总量不宜超过整个容器的2/3。

③ 煮沸消毒的容器大小可按每次需消毒物品而定，重要的是要清洁、有盖，家庭中的铝锅、开水壶均可用作消毒用的容器。

④ 被消毒的不同种类的物品不要混在一起煮沸，例如食具和婴幼儿用品。一些传染病人使用过的物品，应单独消毒。

⑤ 每次经煮沸消毒后的物品应注意保洁。

三、焚烧法

焚烧（烧灼灭菌）法是直接用火焰焚烧物品，达到杀灭致病菌的方法。火焰是人类最早用于灭菌的物理方法，属热力灭菌，在热力的作用下可破坏微生物的蛋白质和酶，又可破坏微生物的结构，从而导致微生物的死亡来发挥灭菌作用。该方法适用于农村家庭中无使用价值或不怕火烧的物品的消毒，使用方便，效果可靠。

焚烧灭菌消毒法在家庭中可用在以下几方面。

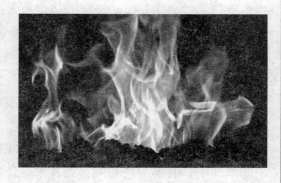

① 呼吸道传染病如肺结核、白喉等病人痰的消毒，病人可以把吐出的痰直接吐在废纸上，然后焚烧掉。被病人呕吐物污染的局部地面，可铺上干草、锯末等进行焚烧消毒。

② 传染病病人的日常生活中，受污染较严重而且没有多大使用价值的物品，如报纸、书刊、衣服、床单等可用焚烧法处理。

③ 农村家庭中驯养的不明原因死亡的动物、家禽，应及时按规定通知动植物防疫部门来处理。自行处理应采取焚烧方法来处理，而不应丢弃在野外或河塘中，以防造成新的污染。传染病病人死亡后的尸体，尤应及时火葬处理，不应土葬。

④ 采用焚烧消毒时，焚烧的地点应选在村庄或居室的下风处，远离柴堆、树林等易燃物的地方，同时应做好灭火准备，以防造成火灾。焚烧后所留下的灰碴应埋入地下，以免随风飘扬污染环境。

四、紫外线照射法

紫外线为低能量电磁波，其消毒作用最强，可以杀灭各种微生物。紫外线属于电磁波中的一种，是一种不可见光，又称紫外光。紫外线消毒作用的强弱与波长有关，研究表面，紫外线消毒力较强的波段为 280.0 ~ 250.0nm，紫外线用于消毒也有近百年历史。虽然在此后的岁月里又发现了许多种消毒方法，但紫外线这种古老的

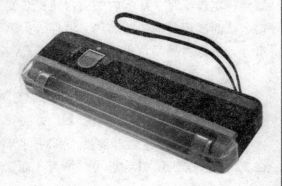

消毒方法至今仍被广泛采用。近年来，由于科学技术的发展，紫外线消毒技术亦有新的进展。人们研究出了多种新的紫外线消毒器械，改进了紫外线消毒灯具，进一步研究了紫外线消毒技术的合理使用和紫外线消毒效果检测方法。

紫外线照射法消毒被家庭广泛采用。最常用的是利用日光照射法消毒，一方面可利用阳光中的紫外线消毒；另一方面也可使物体干燥而不利于病原体生存。一般是将需要消毒的物品如衣服、被褥等暴晒于阳光下。消毒的物品需铺开，经常翻动，让各方面都晒到。一般每次暴晒 4~6h，连晒几天效果更好。由于玻璃会把阳光中的紫外线挡在室外，因此在玻璃封闭的阳台上晒东西不具有消毒的功能。另外家庭还可利用紫外线灯消毒。注意保持紫外线灯表面的清洁，每周用 70% 酒精棉擦拭 1 次，发现灯管表面有灰尘、油污时，应随时擦拭，保持灯管表面透明。

利用紫外线灯照射消毒时，应注意以下三点。

一是紫外线灯直接照射人体能发生皮肤红斑、紫外线眼炎和臭氧中毒等，应注意防护。

二是给物体表面消毒时，因紫外线的穿透力较弱，应注意翻动被照物品，使其各表面均能够受到紫外线直接照射。

三是对室内消毒前要关闭门窗，消毒后要及时打开门窗通风换气。

五、微波炉消毒

微波炉的磁控管可产生每秒 24.5 亿次的微波，使被加热物品内部分子以同样频率高速振动，分子间相互碰撞、挤压、摩擦而产生热量，当温度升高到一定程度时，细胞内的蛋白质受热变性、失去活性，细菌因此受损而死亡。从而实现对物品的加热、消毒、灭菌作用。微波的热效应需要有一定的水分，消毒物品的含水量适当，可提高消毒效果。

（1）用途

家用微波炉在家庭生活中除用于烹调食物之外，还可用于消毒食品以及其他一些物品，主要用于以下几方面。

1）食物消毒　消毒食品所需时间与食物的量有关。如消毒 1 杯牛奶，在 72℃时只需照射 15s 即可。消毒 1 瓶酱油则需在 650~750W 功率下作用

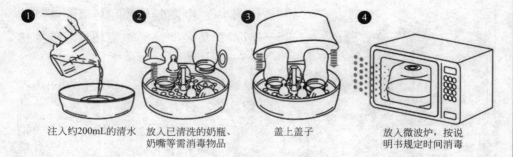

① 注入约200mL的清水　② 放入已清洗的奶瓶、奶嘴等需消毒物品　③ 盖上盖子　④ 放入微波炉，按说明书规定时间消毒

3min；消毒 500mL 自来水需在 650 ～ 750W 功率下作用 5min。

2）物品的消毒　消毒的物品中不含水时，棉制品和各种含碳水化合物的物品如纸制品可能会起火燃烧；因此，用微波炉进行消毒时，应先将棉制品和各种含碳水化合物的物品（如纸制品）用水浸湿，再用容器盛放好后放入微波炉，一般要求消毒完后物品中的水分刚好蒸发完或有一点水分为好。不能全干，以防着火。

（2）注意事项

家用微波炉消毒法的优点在于作用时间短，被消毒物品几乎里外同时加热，仅需几秒钟至数分钟而已，而且操作方便。这里需说明的是家用微波炉的使用应严格按照使用说明书要求进行。在实际使用时，应注意以下几点。

① 炉内没有消毒物品时，绝对不允许开机使用，空炉情况下开机可使微波无法吸收而会出现微波炉故障。

② 微波炉应放置在平坦、干燥之处，同墙壁保持 10cm 的距离，以利于排气和散热，并要远离火炉及水源。

③ 炉膛内不需消毒，如有油渍、食物残渣可用清洁抹布擦净便可。

六、家用消毒柜消毒

消毒柜一般有两种消毒方式，一种为紫外线或臭氧消毒；另一种为远红外线消毒。现在许多家庭为了保护家人的健康都购置了消毒柜，在使用消毒柜时一定要首先读懂使用说明书，严格按说明书进行操作。如没有说明书可按以下方法操作。

使用紫外线或臭氧消毒的餐具应洗涤干净并在外沥干水，直立放入消

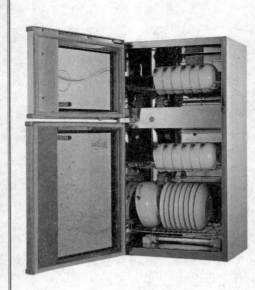

毒柜内，以便紫外线和臭氧能够到达消毒物品表面。紫外线和臭氧的穿透能力弱，消毒时一般不用这种方法，只有不耐热的用具（如塑料制品）才用此法进行消毒。

耐热用具最好使用远红外线消毒，这种方法消毒彻底。使用远红外线消毒的物品应沥干后直立放入消毒柜内，以便热空气能够到达消毒物品的表面，并且消毒物品上的水也可以在热空气的作用下挥发。

七、讲卫生

严格地说，讲卫生不属于消毒的范畴，但与家庭消毒息息相关。日常生活中，保持良好的卫生习惯，就是家庭最好的消毒方法。例如日常生活中的勤洗手、洗澡、保持室内清洁等，都能起到良好的消毒作用。

"无菌面朝上"也是减少污染，减少传染病尤其是消化道传染病发生的好方法。例如拧下杯子盖，手接触盖子的一面为有菌面，反面就是无菌面。

日常生活中，做到讲卫生需要注意的问题还有很多。

如经常对砧板、菜刀和菜篮子进行清洗；

重视对拖把、抹布的定期清洗和晾晒；

定期对空调、冰箱和电脑键盘等进行清洁。

如果生活中注意了这些细节，真正做到讲卫生，同样能起到很好的消毒效果。

八、消灭有害生物

家庭中常见的有害生物有蚊、蝇、鼠、蟑螂及寄生在宠物身上的螨、虱、蚤等。这些家庭中常见的有害生物多携带传染病致病因子。因此，应该在重视常规消毒的同时，采取有效方法予以防治。

最后需要说明的是，在传染病流行期间或家中有传染病人时，采用化学消毒法与物理消毒法配合使用，消毒效果才更加有效。

第三节 家庭化学消毒法

一、家庭中如何使用 84 消毒液消毒

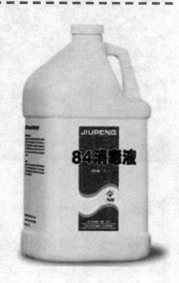

我们发现，自己的衣服或者家用布料稍有不慎就可能会沾染上一些染料或者是其他颜色，所以很多时候，我们都需要使用一些具有漂白作用的产品，同时，任何生活用品和衣服都需要定期进行消毒处理，84 消毒液就是其中很常见的一种，不过，很多人并不清楚84 消毒液怎么用最好，既然很多人都会在自己的家中使用，所以 84 消毒液价格就应该控制在一定的范围之内，另外，84 消毒液怎么用引起了很多人的关注，我们不仅需要弄清楚使用流程，同时还需要注意一些基本的事项。

1. 84 消毒液使用之前一定要进行稀释

84 消毒液一定要经过稀释，也就是需要在原来的药液中进行兑水，兑水的比例也是要根据自己的用处来决定的，倘若人们打算对自己的餐具进行消毒，那么就可以按照 1∶9 的比例来进行勾兑，当这些药水与水分完全混合之后，我们可以用喷子将这些药水喷洒在需要消毒的地方，它可以快速杀死细菌，需要注意的是，使用之后最好不要直接用清水进行清洗，等待几分钟之后再冲洗效果最好。

2. 84 消毒液切忌冲洗不干净

众所周知，84 消毒液价格比较低，但它是一种具有很强的腐蚀性的药品，会对人们的身体产生极大的危害，所以当我们利用这样的 84 消毒液清洗了自己的餐具或者水果之后，一定要反复多次使用清水进行冲洗，然后不要忘记再将这些工具和水果浸泡在水中几分钟，虽然这些步骤看上去比较繁琐，但是这都是为了保证自己的健康而做出的努力，所以一定要得到人们的重视。

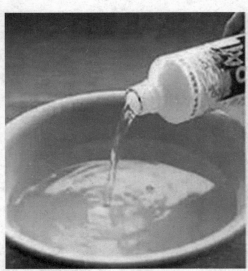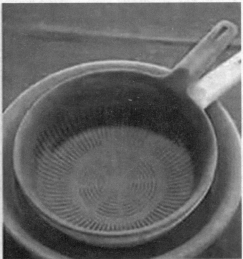

3. 84 消毒液对皮肤有一定的伤害

很多人都曾经有过这样的经历，那就是不小心将这样的消毒液沾在手上的时候，会感觉手部较疼，有时候还会出现伤痕，这是因为 84 消毒液本身就是一款具有腐蚀性的药水，所以我们在使用的过程中一定要格外注意这一点，不小心沾上了药水的时候，一定要反复用清水进行冲洗，并且在医生们的指导之下敷药，这样才可以让自己的皮肤恢复到以前的样子。

4. 有颜色的衣服不可以使用 84 消毒液

我们都很清楚，84 消毒液价格比较实惠，但并不是所有的东西都可以利用它来进行消毒的，彩色的衣服遇上此类消毒液之后可能会出现掉色的现象，这也就是我们生活中经常说到的"漂白作用"，那么衣服的美观性必然会受到极大的影响。

　　因此，为了可以不破坏衣服的质量和美观，我们还是应该谨慎选择这样的消毒液，84消毒液怎么用才最为合理，我们可以按照上面的注意事项来操作。

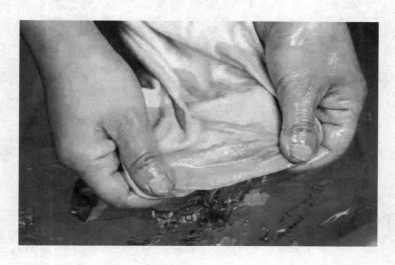

二、家庭中如何使用漂白粉消毒

　　一些农村仍直接饮用井水、水库水、溪水。这类水源的水质达不到卫生要求，如一但被污染，可引发肠道传染病的暴发、流行。一般在农村家庭中，宜使用漂白粉（精片）进行消毒。

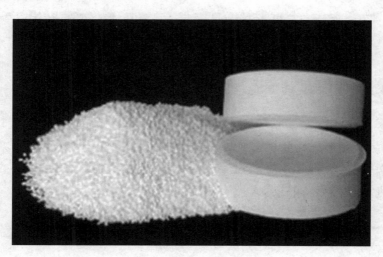

1. 漂白粉含有杀菌能力很强的有效氯

一般漂白粉含有效氯25%～30%，其消毒方法为将一定量漂白粉（精片）的上清液倒入水井或水缸中，按每吨水加漂白粉10g（一陶器汤匙）左右或每担水（约50kg）一片（小）精片。先将所需的漂白粉放在碗或盆内用少许水调成糊状，其次再加水搅匀，澄清后取上清液倒入水井或缸中（但漂白粉有残渣），用水桶上下震荡几次或水瓢搅拌数分钟，待30min后可取用。水中带有的氯味，对人体无害，尽管放心。

2. 水量估计

水井口径（直径）80cm、约4只桶为1t；水井口径（直径）100cm、约3只桶为1t。

3. 使用漂白粉应注意哪些事项

① 水温高，杀菌效果好，如水温太低，可适当增加漂白粉用量。

② 水混浊，会影响杀菌效果。对混浊水应先沉淀或过滤后再消毒。

③ 水源不同，漂白粉用量也不同，可按下列顺序增加漂白粉用量：深井水、浅井水。

④ 特别要注意千万不要用漂白粉干撒。

三、家庭中如何使用三氯异氰尿酸泡腾片消毒

1. 三氯异氰尿酸消毒泡腾片常规使用方法

三氯异氰尿酸消毒泡腾片含氯量50%，可以直接撒入水中，并且能够在10min内完全溶解，速溶且迅速起效。粉剂则先配成水溶剂，然后投入水中，因为其稳定性佳，投入水中高效持久。一般每天收场后投放按2～4g/m³投放，开放前则需要检测泳池余氯含量，然后按情况添加消毒粉。

2. 三氯异氰尿酸消毒泡腾片特殊使用

① 游泳池每周应在晚上做一次冲击性处理，即使用三氯异氰尿酸消毒泡腾片的剂量要比平时高出 2 ~ 3 倍。目的是对产生抗药性的细菌进行消除。

② 加入泡腾消毒片后，泳池水变浑浊或出现其他问题，原因可能是水质本身有问题，例如是否很久没有做抑藻灭藻了，是否泳池里含有重金属。

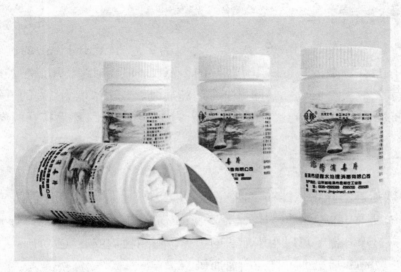

四、家庭中如何使用过氧乙酸消毒剂

过氧乙酸是一种杀菌能力较强的高效消毒剂，它可以迅速杀灭各种微生物，包括病毒、细菌、真菌及芽孢。由于它腐蚀性极强，必须按比例稀释后使用，否则会造成灼伤。它也不能用于人体皮肤消毒。

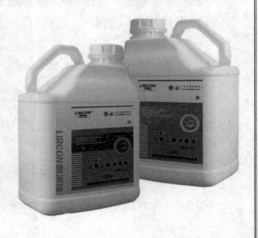

1. 对地面、墙壁、门窗消毒

将浓度为 0.2% ~ 0.5% 的过氧乙酸溶液装入喷雾器中喷雾消毒。泥土墙吸液量为 50 ~ 300mL/m²，水泥墙、木板墙、石灰墙为 100mL/m²。对上述各种墙壁的喷洒消毒剂溶液不宜超过其吸液量。地面消毒先由外向内喷雾一次，喷药量为 200 ~ 300mL/m²，待室内消毒完毕后，再由内向外重复喷雾一次。以上消毒处理作用时间应不少于 60min，然后打开门窗通风。

2. 对房屋空间消毒

房屋经密闭后，用浓度为 15%，用量为每立方米空间 7mL 的过氧乙酸溶液（1g/m³），放入（可以用于加热的）瓷或玻璃器皿中，用酒精炉或燃气炉加热蒸发，熏蒸 120min，即可打开门窗通风。或用浓度为 2% 的过氧乙酸溶液（8mL/m³）喷雾消毒，保持时间应当为 30 ~ 60min，然后打开门窗通风。

3. 对衣服、被褥消毒

将欲消毒的衣物悬挂在室内（切勿堆集成一堆），密闭门窗，糊好缝隙，用浓度为 15%，用量为每立方米空间 7mL 的过氧乙酸溶液（1g/m³），放入瓷或玻璃容器（可以用于加热的）中，用酒精炉或燃气炉加热蒸发，熏蒸 60 ~ 120min 后，即可打开门窗通风。

4. 对餐（饮）具消毒

用浓度为 0.5% 的过氧乙酸溶液将餐（饮）具浸泡 30min，浸泡时，消毒液要漫过被消毒的器具，最后再用流动的清水将餐（饮）具洗净。

5. 对食物消毒

瓜果、蔬菜类食物用浓度为 0.2% ~ 0.5% 的过氧乙酸溶液浸泡 10min，浸泡时，消毒液要漫过食物，最后再用流动的清水将食物洗净。

6. 对盛排泄物或呕吐物的容器消毒

用浓度为 0.5% 的过氧乙酸溶液浸泡 30min，浸泡时，消毒液要漫过被消毒容器，然后再用流动的清水洗净。

7. 对家用物品、家具消毒

用浓度为 0.2% ~ 0.5% 的过氧乙酸溶液进行浸泡、喷洒或擦洗消毒，对于浸泡或喷洒消毒后的物品，应当用流动的清水洗干净或用洁净的抹布擦干净。

8. 对手与皮肤消毒

如果手或皮肤污染严重，可用浓度为 0.2% 的过氧乙酸溶液浸泡，或用浓度为 0.2% 的过氧乙酸浸湿过的棉球、纱布块擦拭，然后再用流动的清水洗净。

9. 对运输工具消毒

车、船内外表面和厢舱空间，可用浓度为 0.5% 的过氧乙酸溶液喷洒至表面湿润，保持时间不少于 60min。对车船厢舱进行消毒时，应先将空间密封，将浓度为 15%、用量为 $7mL/m^3$ 的过氧乙酸溶液（$1g/m^3$）放入（可以用于加热的）瓷或玻璃器皿中，用酒精炉或燃气炉加热蒸发，熏蒸消毒 120min。

五、家庭中如何使用聚六亚甲基胍

1. 用于家庭专用杀菌消毒剂

聚六亚甲基胍具有无毒、无色、无嗅、无腐蚀、杀菌谱广等诸多优越性，非常适用于家庭消毒。可用于瓜果、蔬菜的杀菌清洗；用于衣物、毛巾、床单等各类织物的杀菌清洗；并直接用于家具、地毯、沙发、厨房用具、卫生洁具等物体表面及空气的消毒灭菌。

2. 用于皮肤、创面消毒剂

聚六亚甲基胍无色、无腐蚀性、效力持久，故可方便地用于皮肤、创面、妇产科、泌尿科的清洗消毒，特别对一些不能用高温消毒的医疗用品，只需用1‰浓度的聚六亚甲基胍溶液浸泡或喷涂，在短时间内即可达到满意的杀菌效果。还可用于病房的空气、墙壁和地面的消毒。

3. 用于外阴洗液

制成外阴洗液和栓剂，可用于细菌性、霉菌性、滴虫性、老年性及非特异性阴道炎、宫颈炎、外阴炎、阴部瘙痒等症，清除会阴部异味，减少分泌物。适用于男女房事前后、出差旅游及妇女经期前后等阴部清洁消毒，防止皮肤病、性病的感染与传播。同时适用于手足、肛门等部位的杀菌保洁。

4. 用于手消毒剂

手部卫生与每个人的生活息息相关，大约80%的普通传染病是直接通过双手传播的，手消毒显然是防治疾病传播的最有效途径。该产品作为手消毒剂直接喷于手上，无论何时何地，都可安全、有效、便利地去除手上的致病菌，不需水和肥皂，并可在手上形成一层无色透明的隐形薄膜，保持长时间的抑、杀菌效果。该产品可有效控制伤寒流感、痢疾、红眼病、淋病及各种皮肤病的传播，适合在饭店、宾馆、医院、商场、银行、学校、幼儿园、家庭、办公室及旅途中使用。

5. 用于脚气、皮肤病

该品对真菌的杀灭作用强，效力持久，故可以方便地用于由真菌感染引起的疱型、糜烂型、鳞屑角化型、脱皮型等脚气、脚癣、股癣、头癣、体癣、手癣等各类真菌型皮肤病，并起到止痒、祛腐生肌、恢复皮肤正常功能的作用。

第四节　家庭消毒常见误区

合理使用消毒剂，既能达到消毒的效果，又可以避免毒性和伤害。但是在实际生活中，由于缺乏消毒剂的使用常识，人们在使用消毒剂时，有一些做法是欠妥当的。以下就是一些常见的误区。

误区 1：开水冲洗餐具

一般人就餐前会用开水冲洗餐具，但其实这是起不到消毒效果的。按照卫生部门的测试，常见的大肠杆菌、金黄色葡萄球菌等，若用煮沸消毒，必须是餐具完全浸泡于沸水中连续煮 3 ~ 5min，若用蒸汽方式消毒，需在90℃的蒸汽中蒸5 ~ 10min。

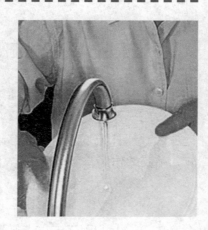

误区 2：直接使用一次性餐具

为了避免病毒传播，人们往往在一些场合使用一次性纸杯或一次性饭盒等餐具，但是，其在生产和运输的过程中或许已经染上了大量的细菌，同时一次性餐具在生产过程中的化学添加成分也易渗透到所盛的食物中，对健康不利。

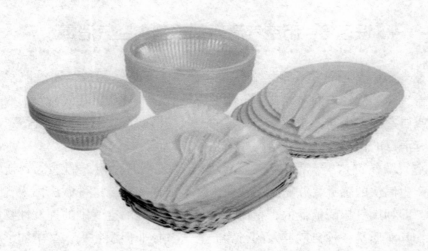

误区3：漠视砖砌或木制的橱柜存放餐具造成的不卫生

目前，我国部分家庭普遍采用砖砌或木制的橱柜存放餐具，这种传统的方法根本抵御不了蟑螂、蚂蚁和各种细菌的侵袭，极容易造成病从口入而危害身体健康，现在许多重大传染病就是通过动物传染的，而木制碗柜无法预防。

误区4：洗衣服、刷餐具时加入消毒液杀菌

家庭日用品的消毒无需通过使用消毒剂，使用传统办法也能起到一定的消毒作用。太阳光紫外线的照射是最好的消毒方法之一。在晴朗的天气时，把被褥拿到日光下晾晒，能够起到一定的杀菌作用。用洗衣液清洗衣服也能起到杀菌的作用，当然有些洗衣液和肥皂含有酚类消毒剂，杀菌作用更为确切。

误区5：喷洒消毒剂给室内空气消毒

让居室内空气保持新鲜，最好的办法不是消毒而是开窗通风。家庭中病原微生物数量有限，通常不需要使用消毒液。含氯消毒液容易刺激眼睛和呼吸道，也可能导致过敏性鼻炎和支气管哮喘的患者出现过敏反应，使病情发作。

误区6：用空气清新剂给室内空气消毒

空气清新剂通常由乙醇、香精、去离子水等成分组成，通过散发香味来掩盖异味，减轻人们对异味不舒服的感觉。有人喜欢将空气清新剂放在汽车内或居室的卫生间，想让这些地方的空气"清新"。但是，空气清新剂并不具有消毒的作用。

空气清新剂这类产品其实是刺激嗅觉感受器官，使人们感受到新的气味而产生愉快的感觉，并完全忽视原来的不愉快气味。这种做法称为气味掩盖法，即利用气味阈值低的香精掩盖气味阈值较高的空气中的挥发性物质的气味，其实质是一种自欺欺人的行为，有害气体非但没除去，又增加了新的

无益挥发性物质，使空气的污浊度提高。汽车内或居室空气流通是保持空气
新鲜最好的方法。

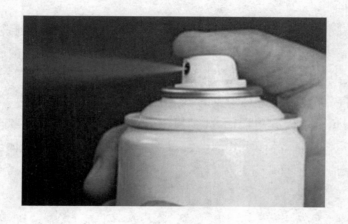

误区 7：稀释消毒液，涂抹伤口消毒

消毒液在产品分类上有"消"字号和"药"字号两种。如果处理伤口
或给皮肤消毒，应该使用"药"字号的产品。而"消"字号产品仅用于预防
性消毒，没有治疗作用。

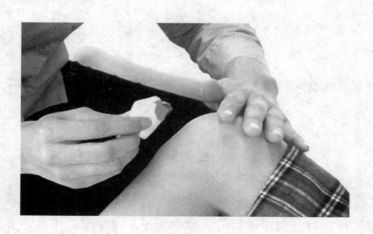

误区 8：消毒液与其他日用化学品混用

为了清洁和消毒更为彻底，有人把洁厕灵与消毒液混在一起清洁卫生

间的洁具。没想到两种化学制剂混合后产生化学反应，释放出大量氯气，刺激眼睛和呼吸道的黏膜，甚至引起氯气中毒。绝大多数消毒液最好参照说明书单独使用。

前段时间，温州一位小伙子在家清洗马桶时，因为同时倒入了84消毒液和洁厕剂，结果被两者产生的气体熏倒在地，幸好发现得及时，没有生命危险。专家说，这两种化学品在一起产生的氯气，溶解在水中时，氯气会随着温度的升高加速挥发，有少量的氯气进入呼吸道就能对人体产生影响。不过专家也表示，卫生间里混用84消毒液和洁厕剂产生的氯气散发出来的量是有限的，对于人体的伤害并不会致命，如果不小心混用后身体出现不适的情况，大家应该立即开窗通风透气，保持空气的流动，这样就不会产生大碍了。

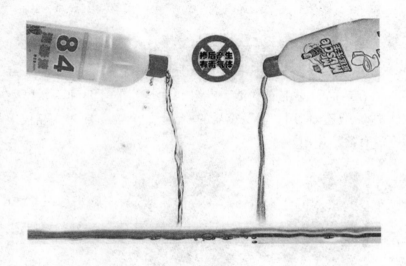

误区9：用消毒液清洗洗衣机

洗衣机使用时间长了，污垢容易藏在洗衣机套筒夹层里。有些人会将84消毒液稀释后对洗衣机进行清洁消毒处理，这种作法并不妥当。84消毒液是一种含氯消毒液，对金属有腐蚀作用，容易腐蚀洗衣机的不锈钢内筒，也可能使塑料老化。正确的方法是在超市购买专用的洗衣机槽清洗剂，用大量的水冲洗。

误区 10：在生活中频繁大量使用消毒液

市民陈女士家的宝宝刚满周岁，她总担心孩子的抵抗力差，易受病毒感染。为此，她购买了各种用途的消毒产品，从家里家具摆设到孩子的衣服鞋袜，统统坚持每日消毒，还每天给孩子洗澡，并用杀菌洁肤产品擦身。一周不到，孩子的皮肤出现红疹，因为瘙痒难耐，整天哭闹不休。医生说是因为频繁洗澡、消毒使得宝宝皮肤出现损伤，类似患者还有不少。

人们使用消毒剂多数出于心理作用，觉得消毒后更干净。其实，除非目标明确地预防传染病，一般家庭中无需常用消毒液，更不必每天使用。

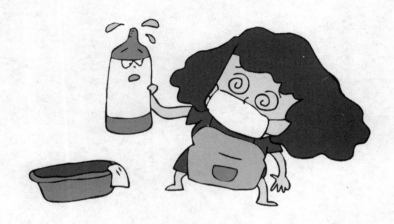

误区 11：煮沸就能完全消毒

煮沸消毒是一种效果可靠、操作简易、费用低廉、不需特殊设备的常用消毒方法，但若用于预防食物中毒却不是可完全解决问题的。因为造成食物中毒的原因有细菌的，也有化学的。对于细菌性污染，煮沸法比较有效。煮沸能使细菌等微生物的蛋白质凝固变性，一般经过 15 ~ 20min 煮沸，就能杀灭一般的细菌，即使留有少量毒素，也不会造成显著危害。但是对于有些生物毒素和化学性物质毒素，如亚硝酸盐、发芽马铃薯中的龙葵碱、黄曲霉毒素以及河豚鱼的毒素，吃新鲜蚕豆引起的过敏性溶血等都不是高温煮沸能解决的，重要的是要重视预防，提高警惕，切断可能的毒物污染来源。

误区 12：白酒能代替酒精消毒

有的人为了图方便，常常用白酒来代替酒精擦手或擦拭碗筷，认为白酒能消毒、消灭病菌。其实，白酒大多是低于 55 度的低度酒，对细菌是难以杀灭的，因为浓度太低，作用时间太短，酒精不能渗透到细菌内部，不能达到使菌体蛋白变性凝固的目的，就不能杀灭细菌。因此应使用配制好的酒精溶液，理想的浓度是 70% ~ 75%。同样，未经配制的高于 75% 浓度的酒精，因其会使细菌外膜凝固形成一种保护层，也起不到杀菌作用。

第四章
家庭常规消毒项目

家庭环境中的污染主要来源于直接污染和间接污染两个方面。

直接污染指病原体直接污染居室内各种物品的表面。如传染病病人的粪便、尿液、唾液、血液、伤口分泌物、脱落的皮屑等均可使病原体直接污染居室内的各种物品表面。

间接污染指当人在进行各种室内活动时，由于说话、咳嗽、打喷嚏等将体内的病原体排入空气中，经过一段时间后再沉降到各种物品的表面造成的空气和用具的污染。

了解了室内污染的主要来源，我们便可根据污染的范围、物品的分类等确定居室消毒的主要对象。

一般来讲家庭环境主要包括室内空气、地面、墙壁、天花板、门及门把手、窗户和家具、衣物、日常用品等。应根据室内物品受污染的种类和程度的不同，分别采用相应的消毒方法进行消毒，以确保居室内干净，消毒的顺序应从相对清洁的场所和用具开始。

第一节 室内地面的消毒

随着生活条件的改善，家庭中地面的材料种类变得越来越多，有瓷砖、木地板、水泥地以及地毯等。一般来讲，每天打扫一次就可以保持干净，并不需要经常消毒，但当家庭成员中有人患传染病时，若局部地面被病人的呕吐物或分泌物污染时，则需要做好消毒工作。

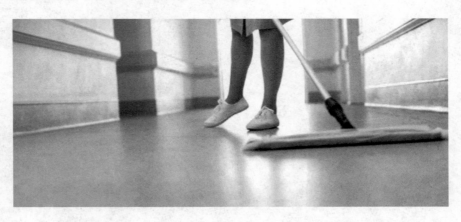

室内地面的消毒，一般可根据传染病病原体的不同、地面材料的不同来选择相应的消毒方法。

① 当家庭成员中有人患有非典型肺炎、禽流感、结核、白喉等呼吸道传染病时，可用 0.2% ～ 0.5% 的过氧乙酸或 0.5% 的 84 消毒剂喷洒地面，作用 1 ～ 2h。

② 当有甲型肝炎、痢疾等肠道传染病病人时，可用 0.5% 的过氧乙酸或 2% 漂白粉上清液喷洒地面作用 1 ～ 2h。

③ 对于木质地板、塑料地毯或瓷砖铺的地面，可用 0.5% 的过氧乙酸进行喷洒，作用 1 ～ 2h。

另外需要注意的是，地面消毒时，应当从污染小的地面开始，最后喷洒污染重的地方，病人单独居住的室内地面应最后消毒；其次有呕吐物或排泄物直接在地面上时，应当用漂白粉干粉搅拌消毒，擦拭干净后再全面消毒地面。如果用拖把浸泡消毒液后进行擦拭消毒，应做好拖把自身的消毒工作。

第二节 家具的消毒

一般情况下，居室中的家具不需要消毒。当家庭中有了传染病病人时，病人居室内的和经常接触的家具表面也应进行必要的消毒处理。

当家庭成员中有人患有呼吸道传染病如肺结核、流行性感冒，肠道传染病如甲型肝炎、伤寒、痢疾等，接触性传染病如淋病、梅毒时，因为这些传染病的病原体可以通过空气、触摸等污染室内各种家具表面，进而通过接触的方式传染给健康的家庭成员。所以应选择相应的消毒方法予以消毒处理。

一般来说，室内家具的消毒可以同室内空气消毒相结合，可采用消毒液喷洒、擦拭和气体消毒剂熏蒸等方法。

消毒剂喷洒和擦拭是农村家庭中最常用的方法，实施方便。消毒时可采用 0.2% 过氧乙酸溶液，用抹布浸湿后在家具表面进行擦拭消毒，也可喷雾消毒，作用 30 ～ 60min 后可达到较好的消毒效果；对肺结核病人居住的室内家具表面消毒可用 5% 甲酚皂消毒液进行喷洒或擦拭，作用 1 ～ 2h 即可。

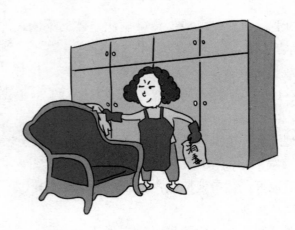

擦拭消毒时，至少反复擦抹 3 次，用量应使消毒表面湿润而药液不滴下为宜。擦拭时应从左到右，由上到下，有次序地进行，避免遗漏未消毒表面。

当室内环境或物品受到严重污染或需进行严格消毒时，可用福尔马林、过氧乙酸溶液加热产生蒸气进行熏蒸消毒。福尔马林用药量为 $25mL/m^3$，过氧乙酸用药量为每立方米用 15% 溶液 7mL（$1g/m^3$），放置于陶瓷或玻璃器皿中加热蒸发，熏蒸 2h。或以 2% 过氧乙酸溶液（$8mL/m^3$）喷雾消毒，作用 30～60min。在使用上述化学物品进行熏蒸消毒时应注意以下几点。

① 消毒前应当将室内表面及家具表面打扫干净，然后打开家具的门、抽屉等，充分暴露需要消毒的表面。

② 关闭门窗，形成一个较为密闭的空间。

③ 取出或密封怕腐蚀的物品，如各种电器。

④ 利用熏蒸法消毒应密封作用 1～2h，消毒结束后一般采用自然通风来驱除留在室内的消毒剂异味。

⑤ 在加热消毒过程中，如需进入室内，应注意安全，特别是利用过氧乙酸消毒时，应戴帽并将口鼻捂严后再进入。

第三节 衣服、被褥的消毒

不洁的或受到污染的衣服和被褥，特别是传染病人穿过、用过的衣被很可能成为传播多种疾病的媒介。如结核、白喉、百日咳、流行性感冒等呼吸道传染病；痢疾、伤寒、霍乱、肝炎等肠道传染病；其他有淋病、疥疮、癣、斑疹、伤寒等。另外，有些病原微生物的抵抗力较强，在污染的衣服、被褥里可以长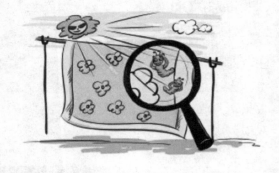

期生存并繁殖。因此，当家庭中有人患了上述传染病后，在没有康复之前，应定期清洗和消毒衣服、被褥，保持清洁卫生，预防疾病的发生。衣服、被褥的常用消毒方法有以下几种。

1. 日光暴晒消毒

这是简便的自然消毒法，其原理是利用日光中的紫外线杀灭病原体。日光还可对物体进行干燥、加热。一般在直射阳光下暴晒衣服、被褥 3 ~ 6h 即可达到消毒目的。暴晒法消毒，一般 1h 内可杀灭抵抗力弱的流感杆菌、伤寒杆菌等，而抵抗力强的病原体，则需连续暴晒 2 ~ 3 天才能将其杀死。

日光消毒简单方便，不损坏物品。暴晒时应注意将衣服、被褥充分摊开，并经常翻动、拍打。

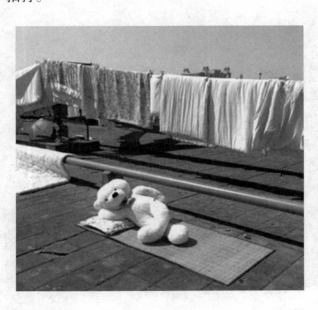

2.煮沸消毒剂

这是一种经济、有效、简单的消毒方法，也是最安全和最好的首选方法。对有可能被病菌、病毒、虱等污染的棉质衣服、被褥可以进行煮沸消毒。方法是将要消毒的衣服、被褥放入热水中煮沸30min即可，为提高消毒效果，煮沸时可加入适量肥皂或碱水，并经常搅动，使衣服、被褥中不滞留气泡。

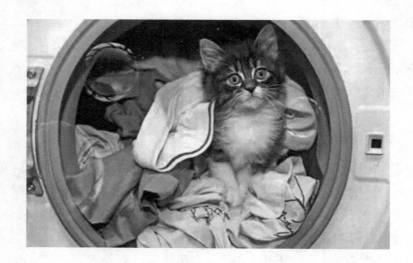

3.药物浸泡消毒

方法是将要消毒的衣服、被褥等直接浸入消毒药液中，一定时间后取出，用清水漂洗干净、晾干。常用的消毒药物有0.1%洗必泰溶液，浸泡10～20min；0.3%过氧乙酸溶液浸泡30～60min，1%的戊二醛溶液浸泡10min，还可用含氯消毒剂等。

对衣服、被褥进行消毒要注意以下几点。

① 过氧乙酸和含氯消毒剂具有强氧化性，可使有色的衣物褪色并可使衣物的纤维断裂而损伤衣物，使用过量会使衣物破损。

② 对衣服、被褥进行消毒前应当检查衣服、被褥上有无沾上病人的脓液、血、粪便等分泌物和排泄物，如有可用棉签蘸取消毒液将污物擦去；浸泡消毒用的溶液在使用时最好用温热的；对不同传染病病人的衣服、被褥消毒时可根据该种传染病病原体的抵抗力来选择相应杀菌效力的消毒剂。

③可根据衣服、被褥不同的颜色和质地，选择对其无损害的消毒办法。对于一些像棉裤、毛毯、棉垫等不宜煮沸或浸泡消毒的用品来讲，可用5%甲酚皂消毒液在其表面喷上一层后，折叠放置2～3h，然后在阳光下暴晒4～6h，连续2～3天，也可取得较好的消毒效果。

④对传染病病人用过的衣被进行消毒时要特别注意消毒枕头和枕巾。

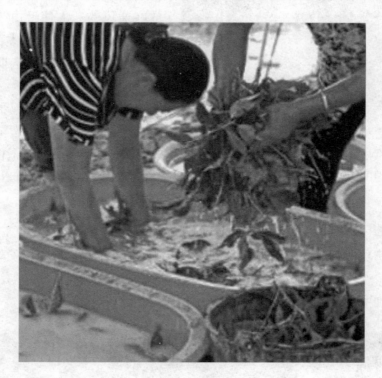

第四节　其他用品的消毒

一、毛巾的消毒

家庭中，特别是两三代人共同生活的农村家庭，每人都有专用的洗脸毛巾并不普及，常常一块毛巾几人用，这种生活习惯很不卫生。因为洗脸毛巾常常会是沙眼、流行性结膜炎、头癣以及疖疮等传染病的传播媒介，当家

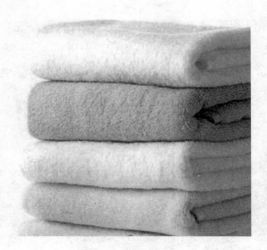

庭成员中有人患了上述传染病后，通过共用毛巾便能在家庭成员间相互感染，因此在家庭中应该每人都有个人专用的毛巾，并分开摆放。使用后应尽量将毛巾拧干，放在通风的地方使毛巾晾干，经常将毛巾放在阳光下暴晒。没有办法暴晒的情况下可定期对毛巾进行消毒。

在身体健康的情况下，个人专用毛巾一般不需经常消毒，隔几天用肥皂清洗一下，在阳光下暴晒便可。若家庭成员中有人患了传染病，则其使用的毛巾一定要个人专用，并随时消毒。常用的消毒方法有以下几种。

1.煮沸消毒

煮沸可用锅、盆、桶等容器来进行，把洗脸毛巾浸入冷水中加热煮沸，沸腾持续 5 ~ 10min 便可。在煮沸过程中略加搅拌，利于毛巾均匀消毒。在水中添加些洗衣粉可起到去污漂白的作用。

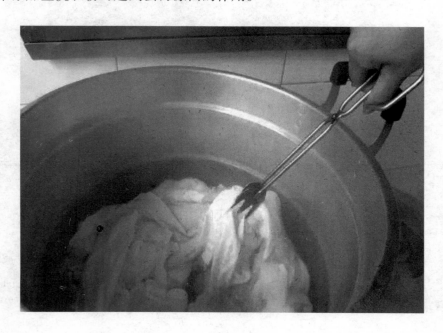

2. 紫外线消毒

这是一种经济、有效、简单的消毒方法，也是最安全和最好的方法。对有可能被病菌、病毒、虱等污染的棉质衣服、被褥可以进行煮沸消毒。方法是将要消毒的衣服、被褥放入热水中煮沸 30min，为提高消毒效果，煮沸时可加入适量肥皂或碱水，并经常搅动，使衣服、被褥中不滞留气泡。

3. 化学消毒法

病人用过的毛巾可用 1% ~ 3% 甲酚皂消毒液浸泡 30 ~ 60min，也可以用含氯消毒剂进行消毒，消毒完后再用自来水漂洗干净即可。

家庭成员都应养成良好的个人卫生习惯，各自使用专用毛巾，这样就可以预防很多传染病在家庭成员中相互感染。

二、口罩的使用与消毒

人可以较长时间不吃东西，但不能停止呼吸。普通人平均每小时呼吸的空气总量约 360L。如果我们吸入了含有致病微生物的空气，就可能影响到我们的健康。对于阻断呼吸道传染病的传播，戴口罩不失为一个简单、有效的办法。

人体的鼻腔对空气中的污浊微粒，具有一定的机械阻留作用，可是小于 5 μm 的微粒就能毫无阻碍地通过鼻腔进入我们的鼻、咽、喉，直达肺部。有些病原体如流感、流行性脑脊髓膜炎、肺结核、猩红热等呼吸道传染病的病原体，在病人大声说话、咳嗽或打喷嚏时，可以随着鼻咽部的分泌喷洒物喷射到空气中，附着在空气中的粉尘颗粒或自身形成的唾液飞沫上，通过呼吸而进入健康人体，引起不同程度的感染。而戴口罩则可以阻止这些呼吸道传染病的病原体侵入鼻腔，起到保护作用。

1. 常见口罩的种类

（1）纱布口罩

纱布口罩为平面式，由纱布制成。常见的有 10 层以下的防尘口罩、12

层的医用口罩和 16 层的防疫口罩。3 层纱布的口罩只能阻挡 70% ~ 80% 的细菌；6 层纱布的口罩可阻挡 90% 以上的细菌；10 层以下纱布口罩只能作一般防尘用，不能用于防病。纱布口罩最大的特点是能重复清洗使用。

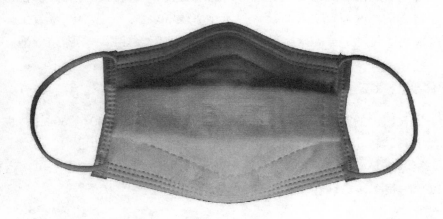

（2）一次性医用口罩

一次性医用口罩多为平面式。平面式由口罩面体和拉紧带组成，其中口罩面体分为内、中、外三层，内层为普通卫生纱布或无纺布，中层为超细聚丙烯纤维熔喷材料层，外层为无纺布或超薄聚丙烯熔喷材料层。这种高效医用口罩疏水透气性强，对微小带病毒气溶胶或有害微尘的过滤效果显著，总体过滤效果良好，呼吸阻力小，所用材料无毒无害且佩戴舒适。带有柔软舒适的可调节鼻梁夹，密封效果好。一次性使用，轻便卫生。

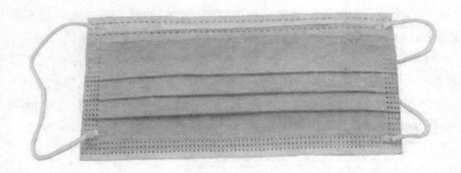

（3）外科口罩

由多层无纺布制成，主要用于外科手术或一般护理时医护人员使用，滤菌效果差，不提倡普通民众在防范流感时使用。

（4）N95 型口罩

N95 型口罩是美国国家职业安全卫生研究所认证的一种防颗粒物口罩。"N"的意思是不适合油性的颗粒（炒菜产生的油烟就是油性颗粒物，而人说话或咳嗽产生的飞沫不是油性的）；"95"是指在标准规定的检测条件下，过滤效率达到95%。N95 不是特定的产品名称。只要符合 N95 标准，并且通过审查的产品就可以称为"N95 型口罩"。N95 型口罩用于职业性呼吸防护，包括某些微生物颗粒（如病毒、细菌、霉菌、炭疽杆菌和结核杆菌等）。其最大特点是可以预防由患者体液或血液飞溅引起的飞沫传染。飞沫的大小为直径 1 ~ 5μm。2003 年"非典"期间，世界卫生组织特别推荐使用 N95 型口罩。在防治甲型 H1N1 流感过程中，N95 型口罩也成为医护人员必备品和推荐给民众的防护用品。

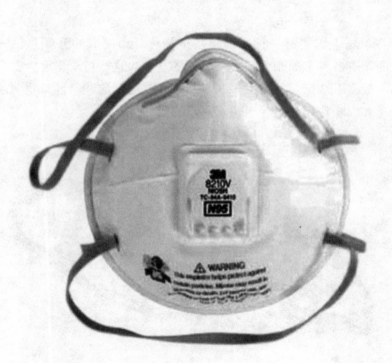

（5）活性炭口罩

活性炭口罩是在多层无纺布的夹层中均匀涂布活性炭。活性炭是一种黑色粉状、粒状或丸状的无定形具有多孔的碳，主要成分为碳，还含少量氧、氢、硫、氮、氯，具有较大的表面积（500 ~ 1000m²/g），有很强的吸附性能，能在它的表面上吸附气体、液体或胶态固体。活性炭口罩只能一次性使用。

（6）普通口罩

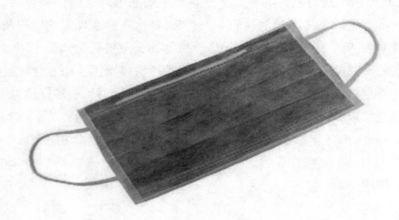

现在市场上出售有一种用棉布甚至是化纤布制成的五颜六色的普通口罩，上面印有各种卡通画，很受年轻人的欢迎。这些口罩里面大都是一层白色棉布，最多有8层。价格大多在4～5元之间。这些普通口罩只能起到一般的防尘和保暖作用，对呼吸道疾病没有预防作用。

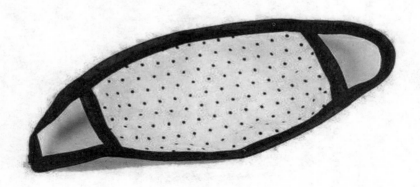

2.口罩的正确佩戴

戴口罩的方式也必须正确，口罩才会有效。日常佩戴口罩时，应注意的事项包括以下几条。

① 佩戴口罩前后必须清洁双手。

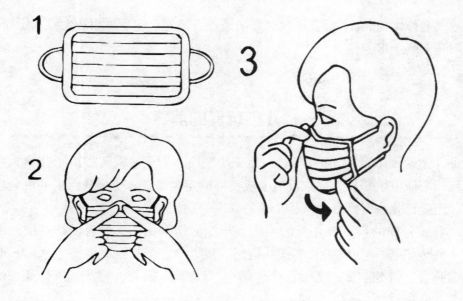

② 应依照包装指示佩戴口罩，固定紧口罩的系绳，让口罩紧贴面部。有的平面式口罩一侧有金属条，要将有金属条的一侧按在鼻梁上，再顺着鼻梁将整个口罩摊开来，佩戴后用手压实，让口罩紧贴鼻翼两侧。杯状口罩则要确保口罩贴在脸上后密封度足够，呼出去空气不会外泄才能有效。戴杯状口罩时，可将双手盖着口罩尝试吹气，检查是否有空气从口罩边缘外漏，如果口罩盖不紧，就要重新调整位置后再戴。

③ 一般人可准备 2 ～ 3 个 12 层棉纱口罩，戴几个小时后更换一个。更换后的口罩要外侧向内折叠，再放入准备好的塑料袋内，回家后用 100℃ 的开水烫一下，然后再洗干净，在阳光下暴晒。

④ 可让儿童戴长方形手术口罩，因为它没有固定形状，如果绑得好，能够贴紧儿童的脸。严格区分里面与外面，如有颜色，应使有颜色的一面向外。

⑤ 与感染禽流感患者或疑似患者经常接触者，如医务人员，口罩需 4h 更换一次，并经消毒处理。

⑥ 当口罩有污损或潮湿时，应立即更换。

⑦ 弃置的一次性口罩应封好后放进有盖的垃圾桶。

3. 口罩的消毒

口罩的常用消毒法是煮沸法。一般煮沸 10 ～ 30min；也可用 0.2% 过氧乙酸浸泡作用 30min，或者用戊二醛溶液进行消毒。然后再用清水漂洗干净，在阳光下晒干保存。

三、儿童玩具的消毒

儿童从 8 个月到 10 岁左右，免疫功能尚不健全。同时，由于儿童天性好玩，不懂卫生知识，多数没有养成良好的卫生习惯，受疾病感染的机会较多。因此，儿童时期是一些传染病的高发时期。

各式各样的玩具是儿童的宠物，与他们朝夕相伴，很容易被污染，成为一些传染病（如痢疾、伤寒、流感、猩红热、流行性腮腺炎、水痘、非典型肺炎、脊髓灰质炎等）病原体的藏身之地。因此，对玩具进行经常性的消毒处理就很必要。

玩具消毒应根据其制作原料来选择适宜的方法。洗刷清洗是减少污染的最经济而简便的方法，一般家庭可以把所有玩具浸泡在温热的加有洗涤剂的盆中，对缝隙处用刷子刷洗，最后用流水冲洗干净，在阳光下晒干便可。对传染病病儿玩过的玩具，则要用化学消毒的方法来处理。常用的有 75% 酒精、0.1% 新洁尔灭或洗必泰溶液、0.1% ~ 0.5% 过氧乙酸溶液，戊二醛溶液等。在具体消毒时，对塑料、木质及金属材料做的玩具，可用 75% 酒精擦拭消毒，也可用 0.1% 新洁尔灭溶液浸泡消毒 30min，0.5% 过氧乙酸浸泡作用 30min 也可达到消毒的目的，但不能用作金属玩具的消毒。对布制玩具进行消毒时，一方面可在阳光下暴晒，也可用 0.04% 过氧乙酸进行浸泡消毒 60min 或用戊二醛溶液进行浸泡消毒。

对玩具的消毒要注意以下几点。

① 用于消毒的药液不得具有残留毒性、刺激性和异味。

② 凡是化学消毒液浸泡过的玩具应用清水漂洗干净，然后在阳光下暴晒后才可再使用，以防儿童对化学消毒剂产生过敏反应。

③ 在购买儿童玩具时，应选择易于清洗消毒的玩具，如用塑料、木质、橡胶等制作的玩具。

④ 有些玩具经过反复使用已破残的，一般可废弃不用。

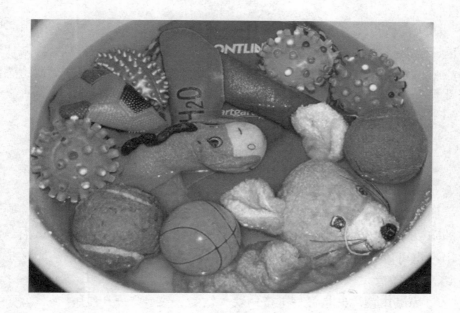

四、砧板（菜墩）的消毒

肠道传染病主要通过食物来传播，可有多种污染来源和传播方式，如通过手、厨房中的各种餐具或污染食物与非污染食物的直接接触等。

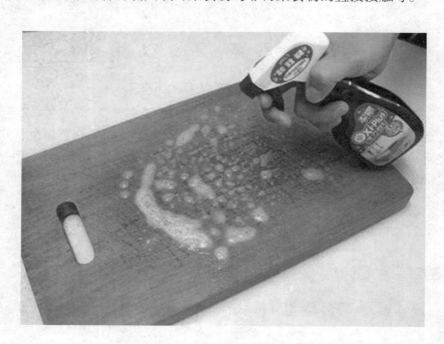

防止食物间交叉污染是一个值得特别注意的问题，砧板是家庭中引起胃肠道感染机会最多的餐具。在一般家庭厨房中，常常只有一块砧板，因此什么菜都在上面切、剁，生的熟的都不分，生熟不分往往是造成家庭中胃肠道感染的主要根源。如何防止砧板传播疾病呢？科学卫生的方法是做到以下几点。

① 砧板的卫生处理应做好"一洗、二刷、三冲、四消毒"。

一洗：在每次切完菜后应在热水中洗涤 10min 左右；

二刷：用刷子刷干净砧板上残留的菜渣等东西；

三冲：用自来水冲洗干净；

四消毒：采用煮沸、浸泡等办法来进行消毒，常用的方法是将洗刷干净的砧板在水中煮沸 10min；或用 5% 漂白粉澄清液浸泡 30 ~ 60min 后，清洗干净也可以；或将洗刷干净的砧板在阳光下暴晒 3 ~ 4h，两边晒透也可达到消毒目的。

② 家庭中使用砧板最好准备两块，切生、熟菜应分开使用。

③ 砧板使用、消毒后，应放在碗柜中保洁。不要堆放在厨房的桌、灶面上，以防沾上灰尘。在每次使用前，应当清洗擦干净后再用。

有人在砧板上淋上一些消毒用酒精，然后点上火，火熄灭后认为砧板已经消毒完全。用这种方法进行消毒是不可取的，这种方法的消毒效果不好。人们以为火已将砧板上的细菌烧死，实际火在砧板的上方燃烧，砧板上的温度并不高，达不到消毒要求。

五、碗、筷等餐具的消毒

碗、筷、碟、勺等餐具上常有各种致病微生物，如果在日常生活中，不经常进行彻底地清洗和消毒，这些餐具就可能成为消化道传染病如甲型肝炎、痢疾、伤寒及食物中毒等疾病在家庭间相互传播的媒介。因此，做好家庭中餐具的日常消毒，有利于保障全家饮食安全。

适合家庭中使用的餐具消毒方法主要有两大类。

1. 煮沸消毒

此法最简单可靠，是家庭消毒中的首选方法。具体做法是将冲洗过的碗、盆等餐具直立放置在锅中，加入清水浸没被消毒的餐具，然后持续煮沸15～30min即可达到消毒目的。随后，把消毒好的餐具放在干净的碗柜中备用。

2. 化学消毒法

采用化学消毒法对餐具消毒不如煮沸消毒方便，因此多用于不能煮沸消毒的餐具。在家庭中可使用的化学消毒剂有漂白粉、84消毒液、过氧乙酸、高锰酸钾、碘伏等。

（1）白精片、84消毒液等含氯消毒剂消毒

用1片漂白精片调成糊状，加入1000mL水中可配成200mg/L有效氯的消毒液，浸泡洗净的餐具5min，可达到消毒目的。一般情况下，每配制一次消毒液，可反复使用4h。由于含氯消毒剂消毒后的餐具常留有氯味，对人有一定的刺激性，消毒完后可用少量开水冲洗一下再放置在碗柜中，这样可使氯味明显减少。

（2）碘伏消毒

碘伏是一种高效、速效消毒剂，但价格较高。用碘伏消毒餐具时，不仅能有效地杀灭餐具上的致病菌，而且对乙型肝炎病毒也有明显的破坏和杀灭作用，所以碘伏可用于患有病毒性肝炎、痢疾等传染病病人的餐具消毒。在实际使用时，将配成200～300mg/L的碘伏消毒液浸泡餐具2～5min便可达到消毒效果。由于碘伏中的碘与淀粉作用可生成紫蓝色斑痕，故在消毒前应当把餐具冲洗干净；消毒后的餐具常留有泡沫，可用清洁、干净的水冲

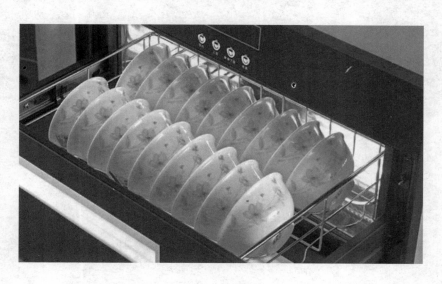

洗后再保存。

3. 消毒柜消毒

　　将餐具洗净，沥干水分后放入消毒柜中，按操作说明消毒 5 ～ 15min。家庭中使用的餐具应定期消毒，当有传染病病人时，他们使用的餐具应专用、单独清洗、消毒和保洁。经过消毒的餐具应干燥、洁净、无油污、无食物残渣；筷、刀、叉及汤勺应分头尾摆好，用固定的厨具密封存放，防止再受污染。

六、便器的消毒

　　便器里存在的细菌数虽然很多，但如果经常冲洗，几乎不存在感染的危险。但如果家庭成员中有人患了伤寒、痢疾、肝炎等肠道传染病和淋病、梅毒等性病时，则要对他们使用的便器经常进行消毒。家庭成员中有人确诊为痢疾、伤寒、霍乱及肝炎等肠道传染病，应使用专用便盆，以便收集

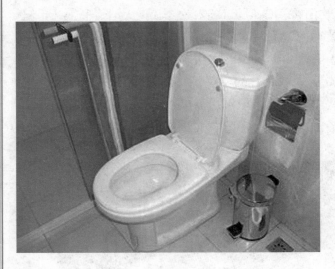

和消毒粪便。如果使用坐便器，则在每次大便后不要当即放水冲掉，而应加入消毒剂处理。可用有效溴 2000mg/L 的二溴海因消毒液或有效氯 2000mg/L 的含氯消毒液浸泡 30min；或使用漂白粉干粉消毒，加入量约为粪便量的一半，充分搅拌作用 2h 后再冲掉。

　　这些病人使用过的马桶垫圈也应进行消毒，可用漂白粉上清液或甲酚皂消毒液擦洗或浸泡。

七、排泄物容器的消毒

　　当家庭成员患了某种传染病，如非典型肺炎、肺结核、甲型肝炎、痢

疾等时，用作盛装呕吐物、排泄物的器具应加盖并进行认真消毒。常用化学消毒剂浸泡法进行消毒。

把经过消毒的上述内容物倒弃后，可把器具及盖子和使用的刷子一起浸泡于 1% ~ 2% 漂白粉澄清液。消毒后用清水冲洗干净。在消毒排泄物容器时，对接触过的双手也应采用肥皂流水洗干净或用 0.5% 碘伏溶液或 0.5% 氯己定溶液涂擦 1 ~ 3min，也可用 75% 乙醇擦拭 1 ~ 3min。

八、拖把的消毒

地面是家庭室内环境中极易污染的地方，尤其当家中来了很多客人，或有呼吸道、肠道传染病病人来访时。用清洁的湿拖把拖地是清洁地面常用的方法。它能使地面的微生物数量大大减少。但是，如果使用的拖把是不清洁的，则不但达不到清洁地面的目的，反而会造成更大范围的污染。如家中有非典型肺炎等传染病病人时，会把这些传染病的病原体污染到拖把所拖过的地方，造成病原体的扩散。

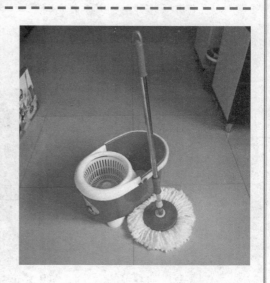

家用拖把消毒方法有以下几种。

① 用 2000mg/L 的二溴海因消毒液浸泡 30min。

② 2000mg/L 有效氯的含氯消毒液浸泡 30 ~ 60min。

③ 0.5% 过氧乙酸溶液浸泡消毒30min。

另外，也可把拖把清洗后在阳光下暴晒 1 ~ 2 天。

在使用拖把拖地消毒或清洁地面时应注意以下几点。

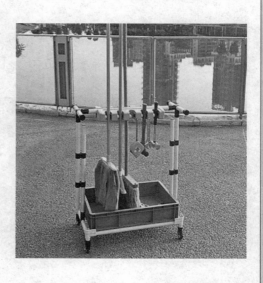

① 拖地前，不应用扫帚扫地，否则会扬起灰尘而扩散污染。

② 清洁或消毒拖把后，应在阳光下晒干，切勿将拖把放在水池旁或地面上终日保持潮湿，这样反而容易滋生更多的病原微生物。

③ 家庭中有传染病病人时，应单独使用专用拖把，不要与其他拖把混放在一起或误用，以免污染家庭环境。

九、饮水机的消毒

人们喝桶装水图的是水质纯净，有益健康。但近年来，一些检测机构发现，饮水机的给水环节也会导致水质的二次污染。饮水机的消毒可按以下步骤进行。

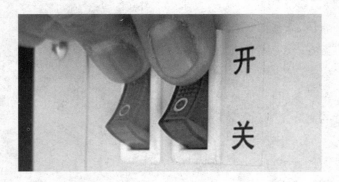

第一步：拔去电源插头，取下水桶，打开饮水开关，放去饮水机腔内的剩余水。

对饮水机消毒的第一步是放出饮水机腔内所有的剩余水。但是，我们平时打开饮水机的笼头，只能放出一小部分水，所以，这种方法存在很大的

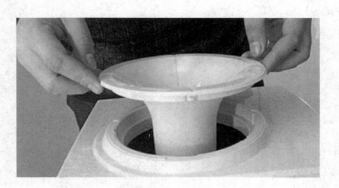

欠缺。正确做法是先打开饮水机后面的排污管，排净余水。因为排污管里的剩余水才是导致饮水机二次污染的关键，然后，再打开所有饮水开关放水。

第二步：用镊子夹住酒精棉花，仔细擦洗饮水机内胆。

饮水机的这些部位由于直接与空气接触，很容易积聚细菌。用酒精擦洗，可以去除上面的污垢，为下一步消毒做准备。

第三步：往饮水机内胆里倒入 300mL 多功能消毒剂，浸泡 10 ~ 15min。

饮水机腔体的容量为 2L 左右，区区 300mL 消毒剂，只能消毒极其有限的饮水机内腔空间，这样的消毒是无效的。正确做法是将 300mL 消毒剂溶解到 2L 左右的水里，再充满整个腔体，留置 10 ~ 15min。

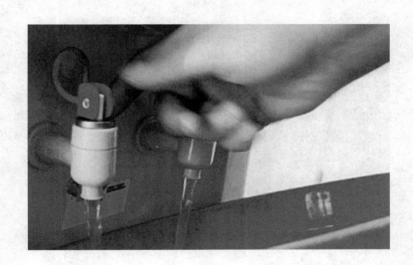

第四步：打开饮水开关，排净消毒液。

饮水开关只能放出一部分消毒液，大部分仍滞留在腔体内，如不排尽，会成为新的水质污染源。正确做法是打开饮水机的所有开关，包括排污管和饮水开关，排净消毒液。

第五步：用 1000mL 清水冲洗整个饮水机腔体，然后打开饮水机的所有开关放水。

用 1000mL 清水冲洗是远远不够的，会导致消毒液残留在饮水机内。正确做法是用 7 ~ 8L 的清水连续冲洗饮水机整个腔体，打开所有开关排净冲洗液体。

第六步：用抹布擦洗饮水机开关处的后壁。

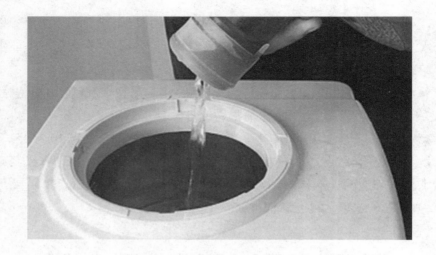

当用杯子盛水时，很容易碰到饮水机开关处的后壁，所以，此处不能只作简单的去污处理。正确做法是用酒精棉花擦洗开关处的后壁。饮水机消毒完毕，还可能有微量的消毒液残留，不可以马上饮用。正确做法是放一杯水，闻闻有没有氯气味。如有，再放水，一直到闻不出氯气味才可以放心地喝。

十、电冰箱的消毒

一般冷冻室每 1～2 个月就应当进行一次清洗、消毒，而冷藏室则应当坚持每周进行 1～2 次。

先用温肥皂水或 5% 小苏打水将电冰箱内壁清洗、擦拭。喷撒消毒剂或用消毒剂擦拭。无论是喷雾，还是擦拭，消毒剂可以选择 0.2% 的漂白粉上清液、0.2% 的过氧乙酸、1%～2% 的戊二醛，也可以用 75% 的酒精来进行消毒。消毒时间至少要在 15min 以上。

用清水清洗电冰箱内壁，用干净的抹布蘸清水反复擦拭内壁、门以及把手等，将消毒剂彻底去除干净，然后就可以放入干净的食物了。

另外，在将电冰箱内壁霉菌和污垢杂物清洗后，还可以用高效紫外灯照射消毒，或者用臭氧发生器来进行消毒。

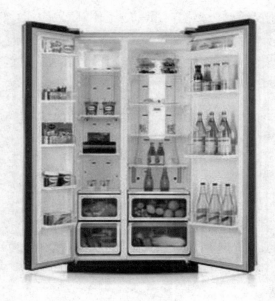

十一、牙签的消毒

市场上的牙签，虽然有的印有"高级"两个字，有的也印有"高温消毒"的字样，但据防疫部门调查，大多数牙签的卫生标准是不合格的，这就会很自然地把牙签生产、销售过程中所污染的微生物带到口腔中，并可能引起疾病。所以对牙签的使用，不能仅仅相信包装上的宣传，在使用前应当进行消毒处理。

牙签消毒可用高温消毒的方法，将购买的牙签打开包装，分成小的包装，并用纸张包好，放在蒸锅中蒸煮，时间为20min以上，取出后晾干，并保存在干净的地方，使用时，打开一包用一包，尽快用完。

十二、钱币的消毒

对钱币污染的防护，最重要的是要经常洗手，过去讲饭前便后要洗手，现在应该说便前也要洗手，特别是一些因职业关系经常和钱币打交道的人，更要注意经常洗手。另外，千万不要用手指蘸口水数钞票。在家庭中，钱币应用塑料口袋包好后存放，尽可能减少与环境的接触，对钱币的消毒单张一般可用紫外线灯正反照射，整捆钱币一般用环氧乙烷消毒。

对钱币进行消毒固然是减少钞票传播疾病的方法，但由于其流动速度很快，所以对钞票微生物污染的防护最重要的是养成良好的个人习惯——在接触钞票后立即洗手，可以用肥皂反复洗手，并用流水冲洗干净。如果条件允许，对于硬币，可使用消毒剂（如洗必泰酒精消毒剂等）擦拭或浸泡几分钟，即可杀灭污染其上的大多数微生物。

十三、尿布的消毒

如果尿布沾有较多的粪便或其他污物，在消毒之前，先做清除处理。

1. 消毒剂消毒法

可选用 0.5% 的洗必泰酒精消毒溶液浸泡 10min 以上。此类消毒剂用过后残留很少，不会对婴儿的皮肤产生刺激，也无不良气味。浸泡消毒后的尿布，还须用洗衣粉、肥皂等洗涤剂将污渍和消毒剂洗去，于日光下暴晒至干。

2. 蒸煮及微波消毒法

可先将尿布上的污渍用洗涤剂清洗干净，拧干，再放入锅中蒸煮。当水沸腾后，保持 10min 以上，再用清水冲一下，然后再于日光下晒干。也可

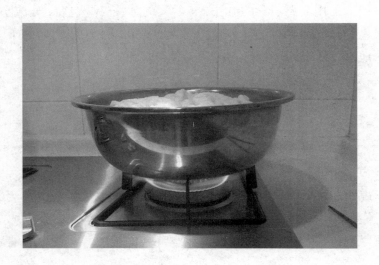

以将洗净的尿布用一棉布包裹好，放在微波炉中，在 650W 下消毒 8min，就能够达到良好的消毒效果。用这种方法消毒即能杀灭有害的微生物，同时又会使尿布松软、舒适。

十四、钥匙的消毒

可将钥匙放到水中煮沸 10 ~ 20min，也可以将钥匙用肥皂水刷洗干净后，放入消毒液中浸泡 10 ~ 30min，取出后再用清水冲。消毒剂可使用 75% 酒精溶液，0.5% 的洗必泰溶液。一般来说，每周至少要进行一次清洗和消毒并放于干燥通风处晾干。

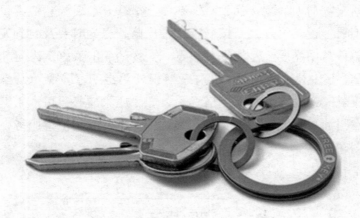

十五、家养宠物的消毒

家养宠物的消毒是一个很容易被忽略的"健康死角"。近年来新发现的许多传染病都与动物有关，如禽流感（来自鸡）、埃博拉出血热（来自黑猩猩）、艾滋病（来自绿猴）、疯牛病（来自牛）、"非典"（来自果子狸）、猴痘（来自草原土拨鼠）等。因此，宠物也是家庭消毒不可忽略的方面之一，重视猫宝宝、狗宝宝的消毒，既保护它们的健康，也使主人的家居环境更清洁，防止疾病的侵害。

与宠物的亲密接触不但可以传播很多人畜共患的疾病，一些靠飞沫传播的病原体如果附在宠物的皮毛上，不仅会让宠物生病，主人也有可能被感染。

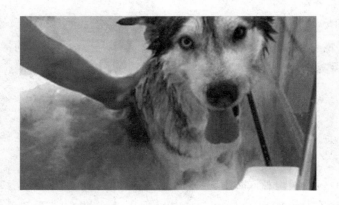

对于养宠物的家庭来说，首先要管好自己的宠物，到户外散步尽量减少与其他宠物的接触，不要让它们在没有管束的条件下乱跑。将宠物与人隔离开，包括宠物与人的吃、住、睡等都要完全分开。要为它们提供清洁的水和食物，不喂生食。另外，要按规定接种疫苗，患病时要及时到宠物医院就诊。动物的日常用品要经常清洗、消毒。宠物的一般家庭消毒可使用市售的宠物消毒剂，其主要成分也是二氧化氯等普通消毒剂。最后，也是最重要的，就是每次接触完宠物之后都要严格洗手。如果还不放心，可以带宠物到宠物医院进行专门消毒，或者采用一些宠物医院提供的上门消毒服务，为房屋的各个角落彻底消毒。

十六、家庭用车的消毒

家用小汽车的消毒也是一个不容忽视的环节，其关键是消毒空调系统。下面介绍一种常规的空调系统清理办法，包括更换灰尘滤芯，使用清洁剂对空调风道、蒸发器杀菌、消毒以及拆下进行手工清理。

更换灰尘滤芯是最简单的办法，成本低廉却能使进风保持通畅；对空调风道的消毒、杀菌要分别针对内、外循环系统进行，这两项清理工作，有一定机械常识的车主可以自己动手完成，拆下前面板进行手工清理的工序繁杂、工艺要求高，建议车主交给特约维修站完成。

对空调外循环进行清洁消毒，可购买专用的空调清洗剂。消毒前，应将车内的食品、纸巾取出，避免吸附异味。找到汽车的外气导入口，如有必要打开发动机罩；启动发动机，打开窗户；将空调的 AC 挡置于 OFF，将循

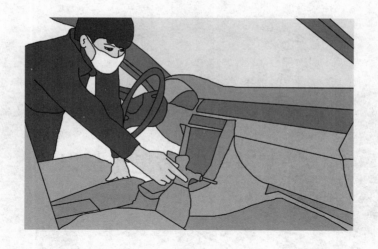

环挡调至外循环，风扇开至最大；向汽车外导气口吸力最强的位置注入空调清洗剂；清洗剂将向蒸发方向流动，清洗吸附在蒸发器上的真菌、灰尘；全部注入后，使风扇继续转动 10 ～ 15min；10min 后，污液由排水管排出车外，空调出风口送出洁净的空气。

对空调内循环系统清洁，可购买专用消毒熏罐。将空调内循环开至最大风量，打开熏罐置于副驾驶室位脚下处，关闭门窗。10 ～ 15min 后，抛弃熏罐并打开门窗通风。

在消毒时，车内不要坐人，车内食品、用品应取出，使用、抛弃消毒罐、喷剂罐时应戴手套。

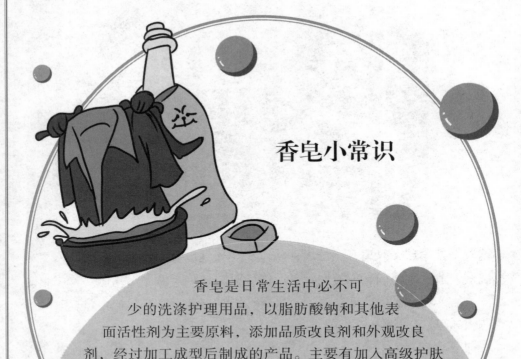

香皂小常识

　　　　　　　　香皂是日常生活中必不可
少的洗涤护理用品，以脂肪酸钠和其他表
面活性剂为主要原料，添加品质改良剂和外观改良
剂，经过加工成型后制成的产品。主要有加入高级护肤
因子的婴儿香皂；为了杀菌和医治浅部霉菌、寄生虫加入硫
黄的硫黄香皂和加入硼酸为消毒杀菌剂的硼酸浴皂产品；驱蚊的
香皂是将经高浓度提取的中药驱蚊成分融入皂基之中，可达到驱蚊
效果。

　　市场上销售的香皂制品品种繁多，但按其原料的组成可分为皂基
型（Ⅰ型），含脂肪酸钠、助剂的香皂和复合型（Ⅱ型）三种。按产
品的使用功能可分为婴儿专用香皂、润肤香皂、药物香皂、透明皂和
液体皂等。

　　香皂的去污力是由香皂中所含的脂肪酸决定的，这类脂肪酸
使皮肤表面污垢成为小颗粒状并溶于水中。香皂溶解后，其中
的钠游离于水中呈碱性，碱性的香皂水溶液会使弱酸性的
皮肤表面干燥，但香皂中的碱性成分能够软化老化
的角质层，所以香皂中碱性成分必须保留，
不过，在使用香皂洗脸时要彻底清
洗皮肤上的皂液。

一、消费者在选购时应注意以下几点

① 香皂使用后皮肤感觉不干燥不紧绷并产生细腻、紧密而稳定的泡沫。

② 香味浓郁，用后使人感到十分清爽。

③ 外观轮廓分明，表面饱满圆润，储存后不收缩、不开裂。

④ 软硬适度，在温水中不容易溶化解体。

⑤ 产品包装上的标识齐全，应注明产品执行标准及功用，根据需要选择适当的产品。

⑥ 选择知名企业的名牌产品。

二、香皂产品在使用时应注意以下几点

① 洗脸香皂最好选用含香料或色素较少、碱性稍弱些的淡色皂。

② 婴、幼儿最好选用婴儿专用香皂。

③ 使用药物香皂必须选用具备长期去臭、广谱杀菌，对皮肤低刺激性的产品，例如硫黄皂、硼酸皂等。

④ 使用近期生产的香皂。香皂原料中含有不饱和脂肪酸会被氧、光、微生物等氧化，有时会出现酸败现象，而且香皂中的水分也会散失，影响使用效果。

⑤ 在使用香皂洁面洗浴时应了解自己皮肤的性质，从而选择合适的香皂。如中性皮肤适应能力较强，选择香皂的范围也较宽；干性皮肤最好选富含油脂的香皂，具有保持皮肤水分、洁肤、润肤的效果；油性皮肤应选择去油脂效果好的香皂。

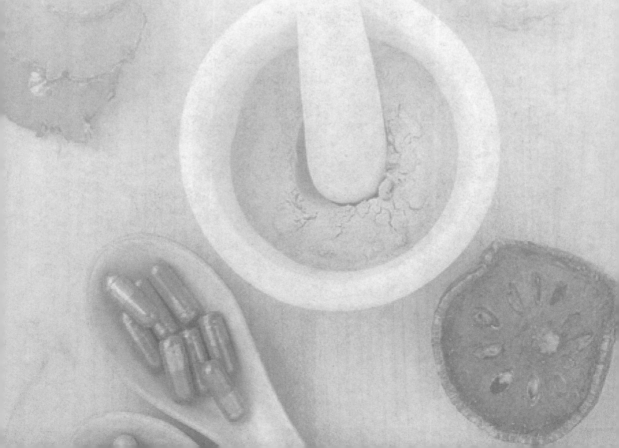

第五章

传染病的预防性消毒

为了不让这些疾病在家庭内传播，首先要及时送病人到医院诊断治疗，根据所患疾病的管理规定做好隔离。如果是严重的呼吸道传染病，在隔离治疗期间最好不要探视病人，对于一般呼吸道传染病要在有合格防护的前提下尽量减少探视次数和时间。如果要探视其他传染病病人，也要根据其传播途径的不同采取相应的隔离措施。此外，在病人入院治疗以后要针对这种传染病及时对家庭环境进行一次相应的消毒，清除可能存在的病原体，这就是前面讲的终末消毒。

如果病人不是在医院隔离治疗而是根据病种和病情，经医生允许在家里隔离治疗，则要随时对家庭环境做好消毒，让家人有一个安全的生活环境。

第一节 呼吸道传染病的预防

一、非典型肺炎

非典型肺炎是由一种变种的冠状病毒引起的，21世纪新发现的疾病。世界上许多国家都有病例发生和流行，我国首先在广东河源发现病人。

非典型肺炎起病急，大多数病人首先会有一个发热过程，体温一般高于38℃，偶尔还可能畏寒，可伴有头痛、关节以及肌肉酸痛、全身无力、腹泻等症状；可有干咳，偶尔咯血丝痰；部分病人可能感觉胸闷，严重者出现呼吸加快。

因为"非典"传染性很强，我国《传染病防治法》把它列为乙类传染病但按甲类管理（即强制管理）。对于强制管理的传染病病人甚至疑似病人，医疗机构必须在发现后立即向卫生行政部门报告，并由疾病预防控制中心调查处理，由指定的门诊和医院诊断并严格隔离治疗。因此，对于"非典"病人家庭的终末消毒主要由专业人员完成。尽管如此，由于接触者和隐性感染者可能成为传染源，而这些人又不可能由定点医院隔离观察，因此家庭内的预防性消毒还是很有必要的。

预防"非典"的措施主要是避免接触、保持环境空气流通新鲜，注意平衡饮食和锻炼、增强抵抗力。大量的事实告诉我们，在家庭中进行消毒对预防"非典"非常重要。根据国家推荐的消毒指导方案，预防"非典"的消毒应做好以下工作。

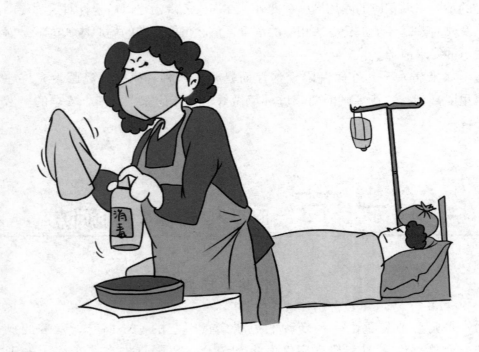

1. 地面、墙壁、门窗消毒

用 0.2% ～ 0.5% 过氧乙酸溶液或 500 ～ 1000mg/L 二溴海因溶液或含 1000 ～ 2000mg/L 有效氯的含氯消毒剂溶液喷雾。泥土墙用量为 150 ～ 300mL/m^2，水泥墙、木板墙、石灰墙用量为 100mL/m^2。地面消毒先由外向内喷雾一次，喷药量为 200 ～ 300mL/m^2，待室内消毒完毕后，再由内向外重复喷雾一次。以上消毒处理，作用时间应不少于 60min。

2. 空气消毒

房屋经密闭后，将 15% 过氧乙酸溶液放置于瓷器或玻璃器皿中加热蒸发，每立方米用量 7mL（1g/m^3），熏蒸 2h，即可开门窗通风。或以 2% 过氧乙酸溶液（8mL/m^3）喷雾消毒，作用 30 ～ 60min。

3. 衣服、被褥消毒

耐热、耐湿的纺织品可煮沸消毒 30min，也可用流通蒸汽消毒 30min，或用含 250～500mg/L 有效氯的含氯消毒剂浸泡 30min；不耐热和可能褪色的毛衣、毛毯、被褥、化纤尼龙制品等可采取过氧乙酸熏蒸消毒。熏蒸消毒时，将欲消毒衣物悬挂室内（勿堆在一处），密闭门窗，糊好缝隙，用 15% 过氧乙酸 7mL（1g/m³）熏蒸 1～2h。或将被消毒物品置于环氧乙烷消毒柜中，在温度为 54℃、相对湿度为 80% 条件下，用环氧乙烷气体（800mg/L）消毒 4～6h；或用高压灭菌蒸汽进行消毒。

4. 病人排泄物和呕吐物消毒

稀薄的排泄物或呕吐物，每 1000mL 可加漂白粉 50g 或含 2% 有效氯的含氯消毒剂溶液 2000mL，搅匀放置 2h。无粪的尿液每 1000mL 加入干漂白粉 5g 或次氯酸钙 1.5g 或 1% 有效氯的含氯消毒剂溶液 100mL 混匀放置 2h。成形粪便不能用漂白粉消毒，可用 20% 漂白粉乳剂（含有效氯 5%）或 5% 有效氯的含氯消毒剂溶液 2 份加于 1 份粪便中，混匀后，作用 2h。

5. 餐（饮）具消毒

首选煮沸消毒 15～30min，或流通蒸汽消毒 30min。也可用 0.5% 过氧乙酸溶液或 250～500mg/L 二溴海因溶液或 250～500mg/L 有效氯的消毒剂溶液浸泡 30min 后，再用清水洗净。

6. 食物消毒

瓜果、蔬菜类可用 0.2%～0.5% 过氧乙酸溶液浸泡 10min，或用 12mg/L 臭氧水冲洗 60～90min。病人的剩余饭菜不可再食用，煮沸 30min，或用 20% 漂白粉乳剂、5% 有效氯的含氯消毒剂溶液浸泡消毒 2h 后处理，也可焚烧处理。

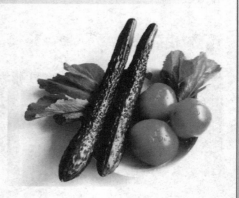

7. 盛排泄物或呕吐物的容器消毒

可用 2% 漂白粉澄清液（含有效氯 5000mg/L），或 5% 有效氯的含氯消毒剂溶液，或 0.5% 有效氯的含氯消毒剂溶液，或 0.5% 过氧乙酸溶液浸泡 30min，浸泡时，消毒液要漫过容器。

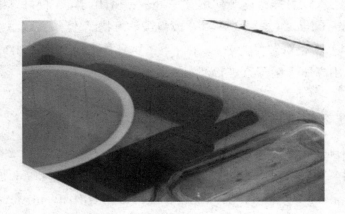

8. 家用物品、家具消毒

可用 0.2% ~ 0.5% 过氧乙酸溶液或含 1000 ~ 2000mg/L 有效氯的含氯消毒剂进行浸泡、喷洒或擦洗消毒。

9. 手与皮肤消毒

用 0.5% 碘伏溶液或 0.5% 氯已定醇溶液涂擦，作用 1 ~ 3min。也可用 75% 乙醇或 0.1% 苯扎溴铵溶液浸泡 1 ~ 3min。必要时，用 0.2% 过氧乙酸溶液浸泡。或用 0.2% 过氧乙酸棉球、纱布块擦拭 3min。

10. 垃圾消毒

可燃物质尽量焚烧，也可喷洒 10000mg/L 有效氯含氯消毒剂溶液，作用 60min 以上。可在垃圾上覆盖一层石灰，当雨水浸入时，溶解在雨水中的石灰将会杀灭垃圾中的有害病菌；也可以深埋处理，在深埋时，应该在所挖掘的井的内壁撒上石灰，再将垃圾装入其中，然后在垃圾上再盖上一层石灰。

二、鼠疫

鼠疫是一种烈性传染病，是国际检疫传染病之一，在我国被列入《传染病防治法》中甲类传染病之首，并一直在多个监测点对人和动物间的鼠疫疫情进行监测。尽管目标极少出现，但是，一旦发现疑似病例，必须立即向卫生行政部门报告。在恐怖活动日益猖獗的当今世界，做好防范就更有必要。

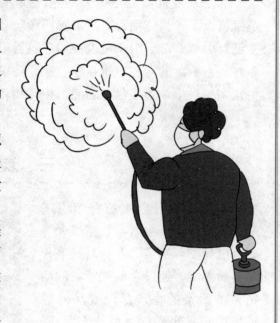

该病起病急，传播迅速，病程短，死亡率高，危害大，是一种可以在人和动物中流行的自然疫源性疾病，欧洲曾因一次鼠疫流行损失了 1/4 的人口。其病原体为鼠疫杆菌。尽管鼠疫杆菌离开传染源后适应外环境的能力较差，存活能力不强，对干燥、热和一般消毒剂都很敏感，但当获得适当的新宿主，则繁殖迅速，毒力极强。鼠疫传染源可以是哺乳动物、媒介昆虫和鼠疫患者。因为鼠疫的传播途径除跳蚤叮咬外，还可经直接接触和空气飞沫传播，故消毒在其预防中具有重要意义。

参加鼠疫消毒的工作人员在工作中要注意个人防护，必须穿着防鼠疫服，严格遵守操作规程和消毒制度，以防受到感染，必要时，可口服抗生素预防。全套的防鼠疫服包括连身服、三角头巾、防护眼镜、防鼠疫纱布口罩或滤材口罩、橡胶手套、长筒胶靴和罩衫。其穿脱方法如下，先穿连身服和长筒胶靴，戴好普通工作帽，再包头巾，使其盖住头发、两耳和颈部，然后戴上口罩，在鼻翼两侧塞上棉花球，戴防护眼镜，再穿上罩衫，最后戴橡胶手套。

在消毒工作后的处理相当严格，与"非典"消毒相似。先戴着手套在0.2% 过氧乙酸溶液中浸洗 3min，穿着长筒靴站入盛有 0.2% 过氧乙酸溶液的 30 ~ 40cm 深药槽中 3 ~ 5min。然后，戴着手套脱下罩衫浸入 0.2% 过氧乙酸溶液中，取下防护眼镜浸入 75% 酒精中，解下口罩与头巾浸于 0.2% 过氧乙酸溶液中。最后，脱下胶靴、手套，再脱下连身服，并用 0.2% 过氧乙酸溶液消毒手部皮肤。

因为鼠疫杆菌的抵抗力不强，预防鼠疫的家庭消毒使用一般含氯消毒剂就可以了（具体消毒方法可参照预防"非典"的消毒，含氯消毒剂的使用参见有关章节）。由于鼠疫能通过跳蚤等昆虫传播，因此一旦鼠疫流行，在做好环境消毒的同时应重点注意家庭环境的灭鼠和做好宠物灭蚤消毒，并避免宠物与野生动物接触，当然野生动物就不要去吃了。

三、炭疽

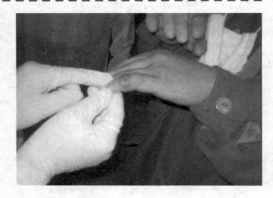

炭疽是一种由炭疽杆菌引起的动物传染病，牛、羊、猪、犬等家畜极易受到感染。人群对炭疽普遍容易感染，通过接触受感染的动物、被污染的畜产品，或从外界环境中吸入炭疽杆菌可使人发病，可表现为皮肤炭疽、肠炭疽和肺炭疽，以皮肤炭疽最常见。肺炭疽也是我国《传染病防治法》规定按甲类管理的乙类传染病。

炭疽杆菌的繁殖体对紫外线、加热和一般消毒剂均十分敏感，但在体外环境中易形成芽孢，芽孢对外界具有很强的抵抗力，一般消毒方法均不能将其杀灭，并可在土壤和畜产品中生存数年，因此易为少数恐怖分子利用，成为恐怖袭击的工具。在恐怖活动日益猖獗的今天，炭疽的流行病学特征已经有了很大改变，原来极少发生病例的机场、车站、广场、商业中心等场所，往往会有意想不到的病例发生。

"9·11事件"以后，美国就曾发生多起通过信函传递炭疽杆菌进行恐怖袭击的事件，这可不是危言耸听。我国也曾发生过类似事件，虽然犯罪嫌疑人并没有真的投放炭疽杆菌，只是散布了虚假信息，最终还是没有逃脱法律的制裁。

一旦发生肺炭疽，应依法强制管理，对患者进行严格隔离治疗。对可能被污染的环境进行消毒时，应采用高效消毒剂如过氧乙酸、二氧化氯等进行消毒（消毒方法亦可参照"非典"的消毒，消毒剂使用方法见有关章节），消毒时应做好个人防护。

因炭疽可通过饮食、皮肤黏膜接触和呼吸道等途径传播，因此要重点做好食物、用具、环境空气、污染土壤的消毒。一些高危职业人群如垦荒者、野外探险者、屠宰工人、动物皮毛加工工人、猎人等在工作时尤其要做好个人防护。普通人群不要接触不明原因死亡的动物，不要拆阅可疑信件。

四、流行性感冒

流行性感冒（流感）是由流感病毒引起的急性呼吸道传染病，发病率较高，一般常在春季流行，常在人群中引起大流行。病情严重时可致人死亡，病死率可达到 5.7%。因其病原体易发生变异（主要是甲型流感病毒），已引起多次世界范围内的大流行。

患流感后的主要症状是发热、全身酸痛、头痛、打喷嚏、流鼻涕等。感染流感后，一般 1 ~ 3 天发病，发病初期传染性最强，传染期为 5 ~ 7 天。一些轻型病人早期症状不明显，仍在从事正常的劳动和工作，容易传染给其他人特别是家人，而导致在同事间或家庭内的二代感染。

流感病毒广泛存在于病人的口、鼻等分泌物中，通过病人打喷嚏、咳嗽喷出的飞沫经空气进行传播，也可因共同的家庭生活，共用食具、玩具等传播。因而流感容易在幼儿园、学校、单位及家庭中造成流行。

禽流感是由甲型禽流感病毒引起的一种禽类疾病，近年已确证可直接引起人类感染发病。其流行范围一般与鸡的禽流感流行范围一致。严重感染可引起呼吸窘迫综合征、肺出血，并发肾功能衰竭、败血性休克和雷耶综合征而死亡。

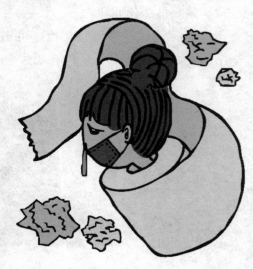

预防流感在家庭间相互传播应做好以下几点。

① 早期病人应同家人相对隔离，为防止飞沫传播，应注意不要在人多的地方打喷嚏和乱擦清水样鼻涕，自己应戴口罩，直到退热 2 天才可解除

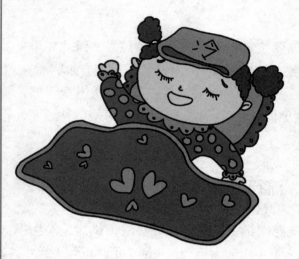

隔离。

②在流行期间，不要去集市等人多的地方。

③做好个人卫生，勤洗手，勤晒被褥，卧室经常开窗通风换气。

④在流行季节前可注射流感疫苗。

⑤做好病人的家庭消毒工作。病人穿的衣服、使用的毛巾等可用 0.04% 过氧乙酸浸泡 2h；病人使用过的碗筷等餐具用水冲洗干净后再用 0.5% 过氧乙酸浸泡 30min，或煮沸 15min 以上；居室内可用 0.5% 过氧乙酸喷雾消毒，物品表面同时擦拭作用 30min 后开窗通风。在农村也可用食醋加热熏蒸室内空气 30min 能达到一定的效果。

五、禽流感

禽流感主要是在飞禽与家禽中传播，但由于部分人与家禽的接触密切，偶然感染上禽流感，人感染了禽流感后，如果没有得到及时而有效的治疗，常常导致病情恶化而死亡。

禽流感的症状与流感相似，可出现发热、咳嗽、全身不适、肌肉痛、眼结膜炎、恶心、腹泻、水样大便等症状。

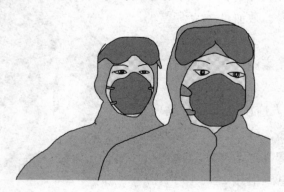

由于禽流感的病死率较高，各级政府都很重视，尽管现在还没有发现人与人之间传染，但仍然要积极预防禽流感在家庭成员间相互传播。预防禽流感应做好以下几点。

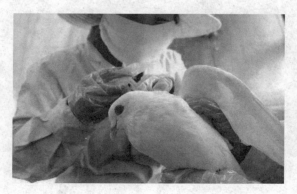

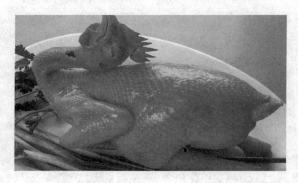

① 在禽流感高发期间，尽量远离家禽的分泌物，尽量避免触摸活的鸡、鸭、鹅等家禽和鸟类，注意个人卫生，用正确的方法洗手，打喷嚏或咳嗽时掩住口；对室内家具保持清洁，避免使用难以清理的地毯。

喜欢养鸟的人也应该保持高度警惕，因为鸟类很容易感染禽流感病毒，清除鸟粪时一定戴好口罩和手套，必须加强对鸟笼的清洗消毒。遛鸟和喂鸟后必须用消毒液或肥皂洗手。

不要去疫区旅游，万不得已到了禽流感流行区域，要尽量远离禽舍。

② 禽类食品应彻底煮熟。在饮食上，一定要将鸡肉和鸡蛋煮熟，牢记不要吃生的或半生的鸡肉、鸭肉等禽类肉及蛋。尤其禽类的血液制品，一定要煮熟透后才能吃。流感病毒一般不能在70℃或70℃以上生存，所以进食煮熟禽类并不会感染病毒。

当家人感染了禽流感后，一定要注意消毒，专业人员也会上门指导消毒。可以按照流感的消毒方法进行消毒。

六、麻疹

麻疹是由麻疹病毒引起的急性呼吸道传染病，在农村俗称麻疹为"沙

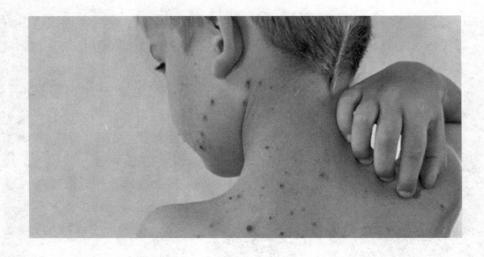

"子"、"疹子"或"出麻"。麻疹主要在冬春季流行,病原体是麻疹病毒,属副黏液病毒。它们大量存在于患者的鼻咽、气管、支气管黏膜的上皮细胞内。从发病前 2 天开始直到出疹后 5 天左右,患者的眼泪、鼻涕、唾液内都含有大量病毒,可通过咳嗽、打喷嚏时的飞沫等方式来传播,形成流行。麻疹对儿童,尤其是婴幼儿和 10 岁以内未接受麻疹疫苗免疫的儿童威胁较大。

麻疹患者的症状主要为发热、上呼吸道炎症反应,颊黏膜出现麻疹黏膜斑。皮肤出现淡红色特殊丘疹,一般先在耳后颈部出现,渐渐蔓延到颈部、上肢及全身,可在手掌和足底出现,疹退后可有色素斑并有脱屑。患者一旦发病,应按呼吸道传染病的要求进行隔离治疗。重者可有肺炎、脑脊髓炎等合并症,可留下永久性后遗症,如智力减退、强直性瘫痪、癫痫等。

当家里有人患了麻疹后,除应对病人进行隔离治疗外,对接触过病人

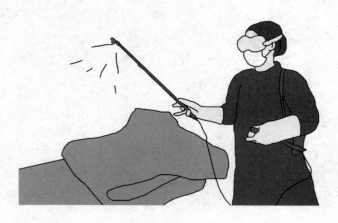

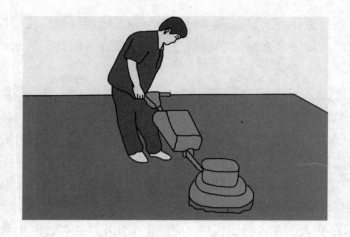

的易感染者要进行医学观察。对家庭环境进行适当消毒，可采用中效消毒剂或含氯消毒剂进行消毒。由于麻疹病毒对热的抵抗力较弱，通常在常温下维持传染性的时间很短，所以家中没有传染源时一般不特别的消毒处理。通常只需采取以下措施。

① 住室要定期开窗通风换气，保持室内空气流通，特别是在日光照射较好的时候，可以杀灭室内空气中存在的大量病原微生物。

② 衣服、毛巾、用品经常在阳光下暴晒 2～4h，可起到较好的消毒作用。

③ 由于麻疹病人多为婴幼儿，故对儿童玩具、餐具等应进行消毒。

④ 避免让孩子接触麻疹病人。对易感者可进行应急预防接种。

七、水痘

水痘是一种多见于小儿时期的传染病，传染性很强，主要通过呼吸道的飞沫传染和皮肤接触传染。人是唯一的传染源。人类对水痘病毒的易感性很高，凡是过去没有患过水痘和接种过水痘疫苗的小儿，一旦接触这病毒，都会发病。患者以 1～5 岁儿童为多，主要临床症状是分批出现于全身的斑疹、丘疹、疱疹及痂盖，痂盖可自行脱落，一般不留下痕迹。患儿病后免疫力持久，但由于体内抗体不能清除潜伏的病毒，多年后还可发生带状疱疹。

引起水痘的病原体称为水痘—带状疱疹病毒，主要存在于水痘、带状疱疹病人身上的水疱液中和尚未干透的痂皮上。这种病毒虽然传染性很强，但在外界抵抗力很弱，经过自然干燥和阳光暴晒即可失去传染性。但在病人没有干透的痂皮中及水疱液中的病毒具有传染性。因此，对水痘病人的家庭消毒可采用以下方法。

① 对病人皮肤上破溃流出的水疱液可用消毒棉签蘸 3% 双氧水或 0.01% ~ 0.02% 碘伏及紫药水进行局部涂擦消毒。

②病人污染的衣被可用煮沸的开水浸烫处理，或用 5% 甲酚皂消毒液、戊二醛溶液浸泡 30min 进行消毒。

③ 由于水痘也能经呼吸道传染，但在外界抵抗力很弱，故室内经常通风换气也可起到一定的空气消毒作用。

④ 水痘病人的皮疹一般很痒，应避免小儿用手去抓，以免继发细菌感染。

⑤ 由于水痘易在婴幼儿中传染，因此对患儿应进行隔离治疗，到全部皮疹结痂为止。在隔离期内避免接触其他小儿，所有与水痘病人接触过的小儿，应该隔离观察 3 周。

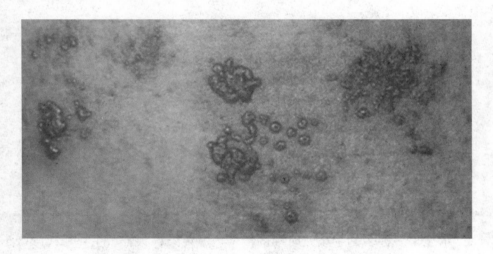

八、猩红热

猩红热是一种古老疾病，在农村也叫红痧、烂喉痧，是由溶血性链球菌所引起的急性呼吸道传染病。本病病原体对热、干燥和一般消毒剂都很敏感。温带冬、春两季是猩红热的流行季节，5 ~ 15 岁的儿童少年容易感染。

猩红热的传染源主要是病人和带菌者，病人从潜伏期末到皮肤脱屑前都有传染性。在病人咳嗽时，隐藏于病人咽部的病原体随着鼻咽分泌物通过

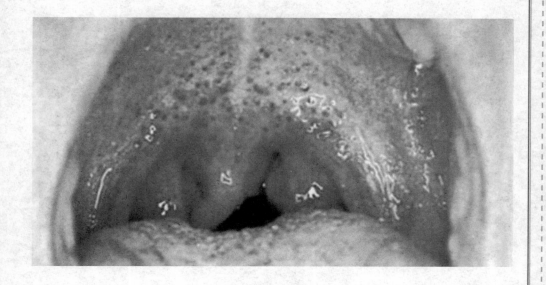

空气传播，亦可通过皮肤伤口、产道感染。

临床主要症状为发热、咽痛，可出现全身中毒症状。一般发热 2 天后从耳后开始出现弥漫全身的皮肤鲜红色皮疹，退疹后脱皮屑。因口鼻周围充血不明显，与面部其他部位相比显得苍白，称"口周苍白圈"。少数患者病后可出现变态反应性心、肾、关节并发症。早期治疗病人，大都能很快痊愈，患过猩红热后的儿童可有持久性免疫力。

在农村，患猩红热的儿童如果不住院在家治疗的话，则需要做好家庭消毒工作。

① 病孩应隔离治疗，可独居一室，避免与他人接触，一般隔离 7 ~ 14 天。在隔离治疗的同时，不要让邻居中没有患过猩红热的儿童来玩，以防被传染。

② 搞好室内环境卫生，经常开窗通风换气，地面应湿式打扫。

③ 病孩使用的食具、玩具及日常用品如毛巾、手帕等应单独分开，食具可用煮沸法进行消毒，玩具及日常用品可用 3% ~ 5% 甲酚皂消毒液浸泡 30min 消毒。衣服、床单、被子可在阳光下暴晒消毒。

④ 病人吐的痰、口水分泌物可集中在痰盂里用漂白粉进行消毒，也可吐在纸上焚烧掉。

⑤ 在治疗期间，家庭成员护理病孩时应戴口罩，同时可服用磺胺药预防，如磺胺嘧啶，每次 0.5g，每天 2 ~ 3 次，共用 3 天。

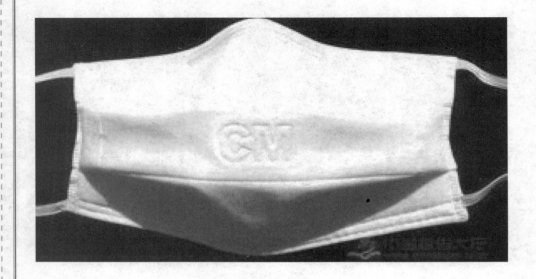

九、西尼罗热

西尼罗病毒是一种脑炎病毒。1937 年 12 月，人类从非洲乌干达西尼罗省的 1 名发热女子的血液标本中，首次分离出这种病毒，所以把它叫作"西尼罗病毒"。西尼罗病毒以鸟类为主要的储存宿主，马、蚊子和人都可以是它的传染宿主。蚊虫叮咬是这种病毒的主要传染途径，器官移植或者输血也有感染西

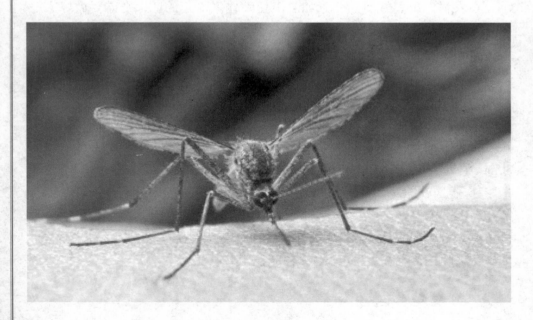

尼罗病毒的危险。所有年龄段的人都可能被感染。美国的研究者已经发现，有30种蚊子可以携带西尼罗病毒，其中最主要的病毒传播者叫"尖音库蚊"。这些蚊子特别喜欢叮咬鸟类和人，潮湿的天气宜于西尼罗病毒的传播。

西尼罗脑炎从20世纪50年代开始传入以色列、法国、南非，1995年传入美国，2002年在美国造成4000多人的感染，其中284人死于西尼罗脑炎，病死率达到7.1%，病毒扩散到了美国的44个州，是影响最大的一次。

80%左右的人在感染西尼罗病毒后不会发病，也没有任何症状，但他们是病毒携带者，这种情况叫隐性感染。而另外20%左右的感染者就没有那么幸运了，他们会有低热等症状，这时候的病叫"西尼罗热"，发病的大多是老年人和免疫力较弱的人，其中的一部分病人会由于病毒进入中枢神经系统，导致大脑严重受损，变成痴呆，而且无法痊愈，这就是西尼罗脑炎。

一旦患上西尼罗脑炎，那么和其他脑炎差不多，没有什么特效药。即使保住性命，但大脑的损伤已无法逆转。因此，对付西尼罗病毒，重点应放在预防上。

目前还没有适用于人类的西尼罗疫苗。美国现在对付西尼罗病毒传染的办法就是大规模灭蚊。美国各地的卫生部门都提醒居民不要让自家院子里有积水，以免滋生蚊虫。

我国到目前为止还没有发现西尼罗病毒型脑炎病例，也没有在动物身上发现西尼罗病毒。但我国有很多地方夏天潮湿炎热，再加上一些地方会发洪水，因而具备蚊子大量滋生的条件。

另外，随着中国与世界其他国家之间的贸易、旅游、人员往来日益频繁，西尼罗病毒通过各种途径传入我国的可能性大大增加。因此，对于西尼罗病毒必须提高警惕。

西尼罗脑炎的传染方式和乙型脑炎的传染方式有些相像，病毒的主要传播者都是蚊子。从遗传学来看，西尼罗病毒和乙型脑炎病毒是近缘的，但西尼罗病毒在传染上的危险性更大，因为它对中国来说是一种全新的致病病毒，易感人群是全民性的，人群中又没有免疫屏障，一旦发作起来十分不好对付。因此应早做防范，保持卫生，积极灭蚊。

第二节 消化道传染病的预防

一、霍乱

霍乱俗称"吊脚瘫"，是由霍乱弧菌引起的急性肠道传染病，也是我国《传染病防治法》规定的甲类传染病，因名列第二故又常叫作2号病。临床表现为剧烈的无痛性腹泻、呕吐、米泔样大便、手脚疼痛性痉挛和全身脱水等现象。如果不及早诊治，病人会在 1 ~ 2 天内死亡。霍乱多见于夏秋季节的港湾、江河地区。

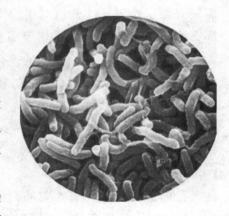

引起本病的致病菌是霍乱弧菌，传染源为病人和带菌者。当霍乱弧菌随粪便排出体外后，手指、衣服或床单等碰到这些粪便，就会染上大量的细菌。食物、水也可以被霍乱弧菌污染。苍蝇不仅能机械传播霍乱弧菌，还能通过在食物上边吃、边吐、边拉来污染食物，从而引起传播。

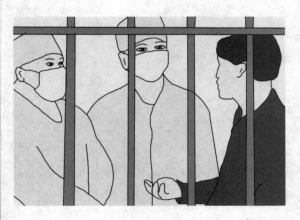

发现霍乱病人后的处理与"非典"、鼠疫等相似，应立即报告，对病人严格隔离治疗，病人污染环境的消毒由专业人员承担。这里仅介绍普通家庭要做好的预防性消毒，消毒重点是餐饮具、水和食物。

具体消毒方法如下。

1. 病人排泄物和呕吐物消毒

由于霍乱弧菌在人体消化道内繁殖很快，病人的吐泻物中含有大量弧菌，必须严格消毒。集中吐泻物的痰盂，可加盖直接在火上煮沸 1 ~ 2min。或加入相当于吐泻物 1/5 量的漂白粉干粉或 1/2 量生石灰，搅匀静置 2h。吐泻物消毒后的容器应浸泡在 1% ~ 3% 漂白粉上清液或 3% ~ 5% 甲酚皂消毒液中 1h，清洗干净后备用。

2. 病人使用的食具及日常生活用品消毒

能煮沸的可煮沸 15 ~ 30min 来消毒；能浸泡的则可用 500 ~ 1000mg/L 二溴海因消毒液或 0.5% 过氧乙酸溶液浸泡 30 ~ 60min；不能浸泡的物品可用上述消毒液喷洒，洗擦。

3. 残余食物消毒

可煮沸 5 ~ 10min 后饲畜，或加入残余食物 1/4 量的漂白粉干粉、等量生石灰搅匀消毒 2h 后弃掉。

4. 衣裤、床单等棉织品消毒

可煮沸 15 ~ 30min，化纤品和棉织品也可用 0.2% 新洁尔灭溶液浸泡 30 ~ 60min，漂洗后晒干备用。

5. 地面、墙壁、厕所消毒

可用 500 ~ 1000mg/L 二溴海因消毒液喷洒或擦拭消毒，作用 10 ~ 30min。

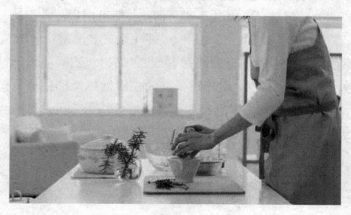

二、脊髓灰质炎

脊髓灰质炎又称"小儿麻痹症"，是由脊髓灰质炎病毒引起的一种传播广泛、危害很大的小儿急性传染病，主要发生在 6 个月至 5 岁的婴幼儿，在农村也叫"婴儿瘫"。我国从 2000 年已经消灭了脊髓灰质炎，但相关病例还时有发生。

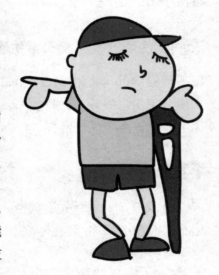

感染脊髓灰质炎病毒者，大部分不会出现症状或症状很轻不易被察觉，但可以把病毒再传给其他人。少数感染者会发病，开始时很像感冒，病儿可出现发热、咽痛、咳嗽、腹痛、腹泻等症状，过 3 ~ 4 天后慢慢退热，病儿会突然出现上肢或下肢瘫痪，不能活动。大多数儿童缓慢恢复正常。少数病儿则不能恢复，从而留下后遗症，出现肌肉萎缩，肢体畸形，造成残疾。

本病主要经消化道传播，但在发病初期也能经呼吸道飞沫传播。脊髓灰质炎病毒可存在于婴幼儿的咽部分泌物和粪便等排泄物中，随咽部分泌物和粪便排出体外，可以通过飞沫经空气或粪便直接污染水源、食物及日常用具来传播。当没有免疫力的人食用被其污染的水、食物或直接面对面大声谈笑时便会造成感染。

脊髓灰质炎病人的家庭消毒应注意以下几个方面。

① 人用过的餐具、衣物以及剩余食物，都可用煮沸方法进行消毒处理。这是因为该病毒对热敏感，60℃、30min 作用或煮沸都可将其灭活。

② 室内空气消毒可用紫外线照射或 0.5% 过氧乙酸喷雾消毒。

③ 病儿的咽部分泌物及粪便可集中在痰盂或便桶中进行消毒。在化学消毒剂中，含氯消毒剂、过氧乙酸、高锰酸钾均可杀灭这种病毒。如用 10% 漂白粉乳液等量混合拌匀，或用 1 份漂白粉干粉与 4 份排泄物混合，作用 1 ~ 2h 便可。

④ 病儿居住的房间地面及家具表面可用 5% 漂白粉上清液、0.5% 过氧乙酸溶液进行擦拭或喷雾消毒。

为预防小儿麻痹症的扩散，在隔离期内一般不允许别的婴幼儿来接触患病的儿童，同时对没有免疫力的婴幼儿口服脊髓灰质炎减毒活疫苗糖丸，具有很好的预防作用。

三、甲型病毒性肝炎

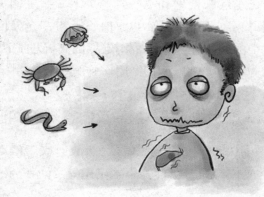

甲型肝炎是由甲型肝炎病毒引起的一种常见肠道传染病。部分病人早期小便颜色变深，可像浓茶一样，巩膜（俗称眼白）和皮肤发黄，所以在农村又叫"黄疸肝炎"。

引起甲型肝炎的病原体是甲型肝炎病毒，它主要存在于甲型肝炎病人和无症状的感染者的肝脏中，经粪便排出体外，污染水源、食物、餐具及家庭日常物品。没有抵抗力的人吃了被甲型肝炎病毒污染的水、食物等便可以得病。所以甲型肝炎的主要传播途径是经粪便到口的途径。

当家庭成员中发现有人得了甲型肝炎时，为了防止病毒再传染给别人，应把好"病从口入"关，在隔离治疗病人的同时，坚持做好家庭消毒。

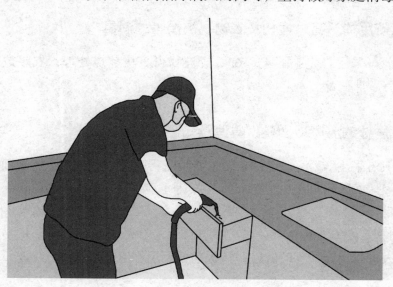

甲型肝炎病人的家庭消毒主要做好以下几点。

1. 处理好病人的粪便和呕吐物

由于病人的粪便中含有大量的甲型肝炎病毒，因此消毒时应列为重点。一般来讲，病人的便器应单独使用，便于消毒，如使用痰盂、马桶等。消毒的方法是向粪便中和呕吐物中加入2倍量的10%～20%漂白粉乳剂，若大便较稀可加入约1/5量的漂白粉干粉，充分搅拌后放置2h便可。对于积在粪坑中的粪便处理，可采用定期的高温堆肥法，一般经过半个月的时间便可达到粪便无害化，可直接用作施肥。

2. 病人使用的便具、痰盂及浴盆、脸盆的消毒

可用3%～5%漂白粉上清液、戊二醛溶液或0.5%～2%过氧乙酸溶液浸泡1～2h。便具、痰盂应充分浸泡在药液中。

3. 病人使用过的食具、茶具及玩具和护理用品的消毒

一般来讲，凡是能进行煮沸的物品可置入专用锅内煮沸消毒10min；不能煮沸消毒的可浸泡在3%～5%漂白粉上清液或0.5%～2%戊二醛溶液中作用60min。

4. 病人使用的书籍、报刊及衣物、被褥等的消毒

一般可采用日光暴晒4～6h，废弃物可直接焚烧处理；衣服被褥中小件的则可煮沸消毒。

5. 病人居住的房屋地面及家具消毒

一般可采用3%～5%漂白粉上清液进行喷雾、擦拭消毒。地面可用拖把沾药液后每天定期拖洗。扫帚、抹布等也应在3%～5%漂白粉上清液中浸泡消毒。

在进行家庭消毒的同时，家庭中其他人员也应注意自身防护措施，在隔离病人进行治疗护理时，应坚持饭前便后用肥皂流水洗手，生吃瓜果等应

消毒，特别是饮水一定要用煮沸过的安全、清洁水。

四、痢疾

细菌性痢疾（菌痢）是由痢疾杆菌所引起的急性肠道传染病，是一种在农村夏秋季节流行甚广的多发病，主要临床症状有发热、腹痛、腹泻和里急后重（即有要解大便但又解不出的感觉）等。

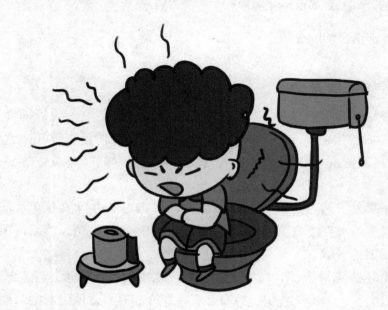

痢疾的传染源是急性和慢性病人及带菌者。它的传播是由患者含有大量痢疾杆菌的粪便直接或间接污染手、水、食物以及经苍蝇、蟑螂等媒介带菌污染了食物而引起的粪－口传播。人们对细菌性痢疾具有普遍的易感性，无论男女老幼，都容易感染本病，儿童患病较多。

预防菌痢的最有效的措施是积极发现和及时隔离治疗病人，同时还应根据该病的传播特点，进行有效的消毒处理，以防止家庭中续发病人的出现。

家庭消毒的具体措施有以下几点。

1. 病人粪便的消毒

可集中在痰盂或专用桶盆中，用 1 份漂白粉干粉与 4 份粪便或 1 份生石灰加 2 份粪便，搅匀放置作用 2 ~ 4h；如粪便量少，可直接将煮沸的水冲入粪便中，加盖作用 15 ~ 30min。

2. 餐具、玩具的消毒

可煮沸消毒 15min，或用 3% 漂白粉上清液，或 0.5% 过氧乙酸溶液浸泡 30 ~ 60min。

3. 饮用水、可疑食物的消毒

可煮沸消毒 15min。

4. 手的消毒

由于痢疾的传播媒介主要是污染的手，因此必须养成饭前便后洗手的习惯。一般用肥皂流水洗刷 2 ~ 3min 可达到清洁消毒作用。之后如再用 0.2% 过氧乙酸、0.1% 新洁尔灭或洗必泰等消毒剂浸泡 2 ~ 3min 则效果更好。

由于婴幼儿容易感染本病，对患儿的尿布也应进行消毒。尿布消毒最好先用煮沸的水直接烫洗尿布，以杀灭粪便中所含的病菌，然后再用肥皂洗干净后在阳光下晒干。

除上述消毒措施外，还应做好食物、饮水的卫生管理。注意环境卫生和个人卫生，大力消灭苍蝇、蟑螂等有害媒介亦是有效地阻断细菌性疾病在家庭中传播的重要措施。

五、轮状病毒感染性腹泻

轮状病毒感染因在秋季多发，常称为秋季腹泻，是一种由轮状病毒感染引起的急性腹泻，是我国《传染病防治法》规定管理的感染性腹泻中较重要的一种。

感染人的轮状病毒主要有 A 组和 B 组轮状病毒，分别引起生产经营场所与家庭日常消毒防病婴幼儿和成人感染。A 组轮状病毒的性质相当稳定，对外界环境的抵抗力较强，耐酸、碱和乙醚，在相对湿度50%、温度20℃时，病毒可在空气中存活40h以上；B组轮状病毒则在外界温度为20℃时，可在空气中存活40h以上，其在外界环境中性质很不稳定，极易降解。

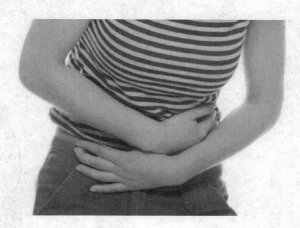

病人和隐性感染者是主要的传染源，主要通过粪－口途径感染。由于A组在空气中存活时间较长，感染者呼吸道分泌物中可检测到A组轮状病毒特异性抗体，可能还存在呼吸道感染的可能。水污染可造成成人轮状病毒的暴发流行。

轮状病毒感染的潜伏期A组为24～72h，B组为38～66h。主要症状为起病急、频繁腹泻、多为黄色水样便、无黏液和脓血。婴幼儿感染可伴有突发性婴儿死亡综合征、雷耶综合征、溶血性尿毒综合征、川崎病和克罗恩病等。预防轮状病毒感染可采取主动免疫的措施，当家庭中有病人时要采取消化道隔离措施，做好家庭环境的消毒工作。可采用热力消毒或使用高效消毒剂消毒，消毒剂使用方法可参阅有关章节。

第三节 接触传染病的预防

接触传染病是指由于与患者接触而导致感染的传染病。

一、乙型病毒性肝炎

病毒性肝炎是目前国内外发病率较高、流行面较广的严重传染病之一。乙型肝炎属病毒性肝炎中较严重的二种，在我国自然人群中，大约有1.2亿多人为乙型肝炎病毒携带者。

乙型肝炎病毒是一种嗜肝 DNA 病毒，这种病毒对外界环境的抵抗力比较强，在自然条件下不易死亡。不少常用的消毒剂如甲酚皂消毒液、新洁尔灭、洗必泰等对乙型肝炎病毒起不到杀灭作用。只有使用一定浓度的强氧化剂，如漂白粉、84 消毒液、过氧乙酸等才能将它杀死。此外，2% 戊二醛溶液对肝炎病毒也有较好的杀灭作用。

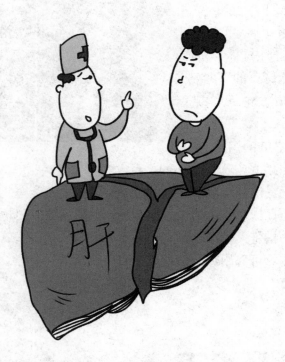

乙型肝炎病人和无症状的病毒携带者都是传染源。乙型肝炎病毒可从传染源的血液、唾液、乳汁、精液、汗液和经血、阴道分泌物排出体外，污染生活环境和日常生活用具。排出的乙型肝炎病毒在家庭中的传播主要是通过接触污染了病毒的物品、手、口等传播，夫妻间性生活也是一种重要的传播方式。另外，患有乙型肝炎的妇女通过妊娠分娩过程及产后哺乳、护理也可以直接传染给婴儿。

当家庭成员中有人患了乙型肝炎后，应及时将病人送入医院隔离治疗，如果在家休养，病人应和家人分开居住，同时为预防乙型肝炎传染给家庭中其他人员，应做好日常消毒工作。常用的方法如下。

1. 家庭物品消毒

由于乙型肝炎病毒对外界的抵抗力较强，为了防止接触传播，应消除或杀死环境中的病毒。可用 0.1% 过氧乙酸溶液浸泡 30min；2% 戊二醛擦拭消毒；2% 过氧乙酸熏蒸作用 30min 等方法对物品表面及病人的衣物、毛巾等生活用品进行消毒。

2. 餐具、茶具消毒

被含病毒的唾液污染了的餐具、茶具可能将病毒传染给健康人。因此对餐具、茶具的消毒也很重要。消毒方法可采用煮沸消毒作用不少于 15min；浸泡消毒可用 0.5% 过氧乙酸、3% 漂白粉澄清液作用 1h 以上。另外，碘伏是乙型肝炎病人使用的餐具、茶具的理想消毒剂，一般在 200mg/kg 碘伏消毒液中浸泡 30min 即可。

3. 皮肤的消毒

为了防止因直接接触和经手间接接触感染乙型肝炎，应注意手的消毒。常采用肥皂流水洗手后，用 50 ~ 250mg/kg 碘伏泡手 10 ~ 15min，然后用水冲洗干净。

另外，夫妻间一方患有乙型肝炎，另一方要及时接种乙肝疫苗，在性生活时使用避孕套进行隔离预防。对于乙型肝炎患者或携带者孕妇应在分娩前接种抗乙肝免疫球蛋白，对所生的婴儿应在出生后 24h 内开始接种抗乙肝免疫球蛋白和乙型肝炎疫苗。

二、性病

性病，俗称花柳病，是指通过性接触而传播的疾病。它包括梅毒、淋病、软性下疳、尖锐湿疣、非淋菌性尿道炎、生殖器疱疹、阴道滴虫病、艾滋病等 10 余种。这些疾病的病原体不同，引起的症状和带给人身体健康的损害也各不同，但它们传播的主要途径相同，都具有传染性，对个人、家庭和社会都会造成很大的危害。

1. 影响生育能力

如淋病得不到及时治疗可导致男、女生育能力下降。

2. 婴儿死亡率提高

性病除可导致流产、死产及先天性畸形外，胎儿在分娩过程中也会受感染，引发婴儿肺炎和眼部疾病，使婴儿死亡率提高。

3. 影响健康，严重者可危及生命

如艾滋病，一旦染上就无法治愈。艾滋病病毒在人体大量生长后，病人自身的抵抗疾病的能力降低。病人最终死于自身的免疫系统崩溃。

4. 危害家庭成员及社会

患了性病后，通过性生活可将性病传染给配偶，也可通过受污染的毛巾、浴盆等传播给家属，亲友。另外性病的蔓延还会损害社会风气，毒化社会环境，甚至影响人口素质。

当家庭成员中有性病患者时，要及时动员和帮助病人到正规的性病防治中心进行检查、治疗和咨询，并要求夫妻同查同治。在对病人进行治疗的同时，应对家庭中一些可能污染有病原菌的物品进行消毒处理。

对沾有病人分泌物的毛巾、衣裤、床单等物品的消毒可煮沸 30min，也可用双氧水、0.01% 过氧乙酸溶液浸泡消毒。在干燥环境下，棉织品在阳光下暴晒也可达到一定的消毒作用。这是因为很多性病的病原体如引起淋病的淋球菌、引起梅毒的螺旋体等致病菌对外界理化因素的抵抗力弱，干燥、高温和紫外线的照射都易使其死亡，对各种化学消毒剂的抵抗力也很弱。

病人使用过的浴缸、脚盆、坐式马桶用的垫圈等物品的消毒可用 0.2% 过氧乙酚溶液进行擦拭或浸泡消毒，亦可用 0.1% ~ 0.2% 高锰酸钾溶液进行污染物体表面擦拭及浸泡消毒。两者的作用时间以 10 ~ 60min 为宜。

另外，在性病防治中，避孕套的使用一般能阻断性病的传播。在治疗性病时，必须按照医生的要求，务必彻底治疗，夫妻要同时接受检查和治疗，以免反复传染。由于性病是没有免疫力的，因此，人们普遍易感，可反复受到感染。

三、艾滋病

艾滋病（AIDS）全称"获得性免疫缺陷综合征"，是由"人免疫缺陷病毒（HIV）"感染引起的综合征。

艾滋病病毒对外界的抵抗力并不强，有报道说在体外室内温度的液体环境中可以存活 15 天，在体外干燥的环境中存活时间则非常短；不耐酸、稍耐碱；对热比较敏感，在 56℃ 的条件下 30min 可以部分灭活，60℃ 1h 或

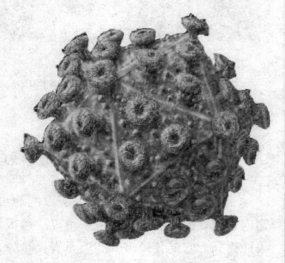

80℃ 30min 就可将其全部灭活；对消毒剂也比较敏感，50% ~ 75% 的酒精、0.3% 的双氧水、0.1% 次氯酸钠、0.1% ~ 1% 的漂白粉、0.1% 的戊二醛都可以将其杀灭。但紫外线和 0.1% 的甲醛不能将其杀灭。

艾滋病病毒进入人体后，主要侵犯并瓦解人体的免疫系统，致使免疫功能低下，以至于不能抵御细菌、病毒等病原微生物侵害，最终发展到整体的免疫功能缺陷，而极易发生感染和肿瘤。所以，人如果只是感染了艾滋病病毒是不会死的，只有当人体内的免疫系统已经崩溃时，因自身不能抵抗各种其他疾病而死亡。

所以，只是感染了艾滋病病毒而没有由此发生其他疾病时称为艾滋病病毒携带者或艾滋病病毒感染者，如果由此发生了感染或肿瘤等，则确定其患了艾滋病。

艾滋病是一种病死率极高的传染病，目前还没有治愈艾滋病的药物或方法。但是，艾滋病是可以预防的，因此，预防感染至关重要。

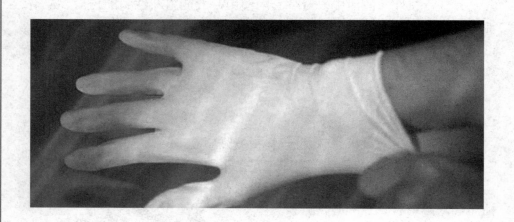

艾滋病病人和携带者的家庭消毒可参照乙型肝炎病人的家庭消毒。

四、滴虫性阴道炎

滴虫性阴道炎由一类叫毛滴虫的原虫引起。毛滴虫主要寄生于妇女阴道内，它在温暖潮湿的环境中可以活得很久，所以接触到它的人很容易受感染而得病。它的传染方式主要是直接接触，除夫妻间性生活直接传染外，还可通过公用浴盆、浴巾、脚布等传染，另外健康人使用患有滴虫性阴道炎的人睡过的床单、被褥也可引起传染。因此在治疗滴虫性阴道炎的同时更应该做好对病原体可能污染的物体进行消毒工作，以切断传播途径，防止在家庭成员间相互传染。

1. 阴道消毒

由于阴道毛滴虫主要寄生于阴道内，因此在每天药物治疗前应对阴道进行消毒处理，所选用的消毒剂应无毒、刺激性小及不引起皮肤过敏反应且配制方便、简单。一般可用 0.5% ~ 1% 醋酸或乳酸溶液进行阴道冲洗和坐浴。在农村也可用温开水加少量醋液坐浴，一般用约 2 汤匙（30mL 左右）食醋加入半盆（2000mL 左右）经煮沸的温开水中，坐浴 15 ~ 30min 便可。

2. 对病人使用的纺织品的消毒

浴巾、毛巾及内衣内裤等纺织品可用开水烫泡，也可用 2% 漂白粉上清液浸泡消毒 30min。

3. 病人的坐浴用盆等器具的消毒

可用开水烫洗，或用 2% 漂白粉上清液浸泡、擦洗。

为防止滴虫性阴道炎在家庭中的传播，家庭成员应该各自用自己的用具和毛巾，如夫妻间一人患有滴虫性阴道炎时，另一方也应同时治疗，同时做好家庭消毒。

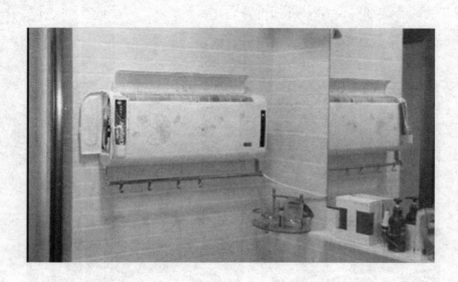

五、脚癣

　　脚癣是在脚部的真菌感染引起的皮肤传染病，俗称"香港脚"，有些农村称之为"脚湿气"。在我国长江以南气候潮湿而又炎热的地区四季都有流行，在一个家庭中常常有多人患病。

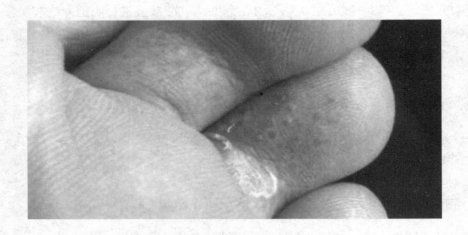

　　引起脚癣的真菌主要是红色毛菌、石膏样毛菌和絮状表面癣菌。这些真菌对外界环境的耐受较强，在潮湿环境中容易生长繁殖。它们耐干燥，对多数化学消毒剂有较强的抵抗力。脚癣有家庭聚集性，儿童甚少。如共用病人的拖鞋、洗脚布、洗脚盆等均可感染。鞋袜过紧、脚汗过多和不注意卫生的人，容易感染脚癣。

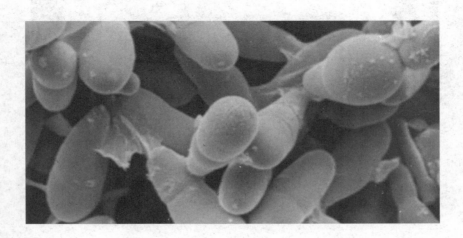

脚癣病人的消毒，主要对象是病人的局部皮肤和可能污染有致病菌的物品，如病人的鞋袜、洗脚布等。

患者局部皮肤消毒，可用0.5%洗必泰溶液、0.01%高锰酸钾溶液进行浸泡消毒，一般在洗脚时进行，用热水配制，浸泡10～30min便可。经浸泡消毒后的双脚，还可用脚气灵、癣酊等药物来涂擦处理，同时更换清洁的鞋袜。脚癣病人穿过的鞋袜，应经常清洗，其消毒时可把病人使用过的拖鞋、洗脚布、洗脚盆一起浸泡消毒。常用的消毒方法有2%的甲酚皂消毒液浸泡10～30min；0.04%过氧乙酸溶液浸泡5～10min；0.02%洗必泰水溶液浸泡5～10min等，经过消毒液浸泡消毒的物品，应及时用清水冲洗干净、晒干。另外，如消毒病人穿的皮鞋，可用75%的酒精进行鞋内擦拭消毒。

在医治患了脚癣的家庭成员的同时做好家庭消毒，可以预防脚癣在家庭中传播。经常保持双脚清洁，养成每晚洗脚的习惯，擦脚布分开，单独使用，鞋袜勤洗勤换，则发生脚癣的可能性就更小了。

六、红眼病

红眼病在医学上称为急性出血性结膜炎，由肠道病毒70型引起，在农村又叫火眼，是一种传染性很强的急性眼病。患了红眼病最突出的症状便是眼球结膜急性大量充血，颜色火红，同时有大量分泌物。在春夏暖和季节最易发病，一旦患病后又很容易在家庭成员中传播。

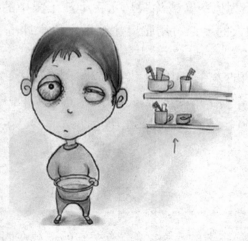

导致红眼病在家庭中传染主要是由于红眼病病人，特别是早期症状不明显的病人，通过家庭生活中共用洗脸毛巾、脸盆及相互握手等接触方式，让病人眼分泌物中的大量细菌、病毒传染给了健康成员，从而造成一人患病全家遭殃，

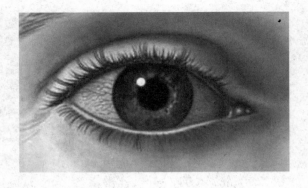

说起来还是没有讲究个人卫生和消毒。此外，通过游泳和昆虫等也可造成红眼病传播。

家庭中一旦有人患了红眼病，在做好治疗的同时更应注意个人卫生，不用手去揉眼，不要去抱或亲婴幼儿，不要到公共浴室或游泳池去洗澡，以防传染给他人。在日常生活中应采取相应的消毒措施。

① 红眼病人最好自己带专用的清洁擦眼布，一旦眼中分泌物过多，可轻轻擦去，应注意不要擦了一只眼又去擦另一只眼，不要用手直接去擦眼。擦眼布可用2%漂白粉上清液浸泡 30 ~ 60min，或用 84 消毒液浸泡 20min，用自来水漂洗干净后晒干备用。红眼病人的洗脸毛巾、浴布等应自己专用，单独放置，每次使用后用上述方法进行消毒或用煮沸的方法进行消毒。

② 红眼病病人使用的脸盆也应专用，并且用后立即消毒。方法是用漂白粉上清液、84 消毒液、戊二醛溶液或二溴海因按使用说明书兑水后浸泡 20 ~ 30min。

③ 病人自己因为擦眼膏或涂眼药水手上沾了眼中的分泌物，或健康人不慎直接接触了病人的手，可用肥皂涂擦后用清水冲洗，也可用 75% 酒精擦洗。

④ 患了红眼病的人在家中治疗期间应与家人隔离，应单独睡一张床，病情好后应把枕巾、被子一起拆洗，在阳光下暴晒。或用戊二醛溶液或甲酚皂消毒液浸泡 30min，漂洗后在阳光下晒干。

七、狂犬病

狂犬病是人类最古老的疾病之一，有关它的记载在西方的古罗马、埃及、

希腊均能找到，在 2500 年前的春秋时期狂犬病便为人们所知了。疯狗咬伤人时，将其体内的狂犬病病毒通过伤口传给了人体，病毒侵犯人的神经系统。狂犬病是由狂犬病病毒所导致的一种病死率最高的急性传染病，发病后必然死亡，是人畜共患病。病人的主要表现为恐惧不安、怕水怕风、咽部肌肉痉挛、进行性瘫痪。其中以恐水症状较突出，因此又称"恐水症"，在世界各地都有发病，其中疯狗是人类狂犬病的主要传染源，其次为猫和其他家养或野生动物。

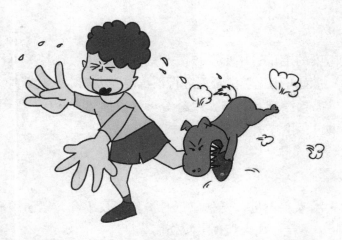

狂犬病常见的感染途径有直接被带病毒的动物咬伤、抓伤；带病毒的动物舔到人的皮肤和黏膜，唾液中的病毒通过皮肤或黏膜进入人体。狂犬病病毒存在于病人或病兽的唾液和神经组织中。这种病毒很容易被杀灭，强酸强碱、消毒剂、日光、紫外线均能杀灭狂犬病病毒。在家庭成员中有人患此病时，对病人的唾液及其污染了的物品必须进行消毒处理。

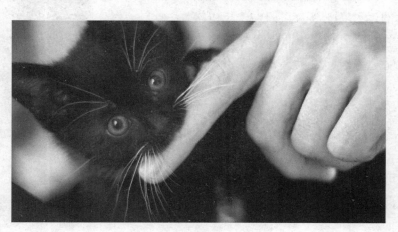

1. 伤口的处理

被动物咬或抓伤后要迅速彻底对伤口进行消毒处理，这是防止发病的关键。首先要将伤口挤压出血，带出血液中的病毒；然后用肥皂水反复冲洗，至少 30min；再用碘酒或碘伏反复洗涤伤口，以清除或杀死局部的病毒。处理完后立即到就近的医院或疾病预防控制中心就诊。必须注射疫苗，严重者和被可疑动物伤及的要注射抗血清。

2. 消毒

被病人污染的毛巾、床单、被子及病人的衣物、食具等可用煮沸的方法进行消毒。地面可用化学消毒剂进行消毒。狂犬病毒易为紫外线、季铵化合物、碘酒、高锰酸钾、酒精、甲醛等灭活。加热 100℃，作用 2min 也可以灭活狂犬病病毒。

3. 消防

护理病人的家庭人员，要戴口罩、护目镜及手套，以防被病人唾液直接污染，同时应避免被病人抓伤、咬伤而感染。

八、猴痘

猴痘病毒是一种罕见的、散发的、天花样的动物源性病毒，1970 年初次发现，主要见于非洲中西部雨林国家。

目前已知猴、松鼠、兔、啮齿类动物、人均可患病。猴痘病毒可以通过直接密切接触由动物传染给人，也可以在人与人之间传染，传染媒介主要是血液和体液。人与人之间在长时间近距离接触时，可能会通过较大的呼吸飞沫传染这种病毒，而接触受病毒污染的物品也

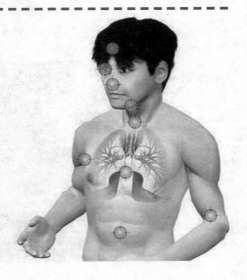

有可能感染这一病毒。人体感染猴痘病毒12天后，通常出现头痛、背痛、发热以及全身不适等症状，皮肤出现类似天花的水疱或脓疱。对于猴痘目前尚无特效疗法，病人要通过自身免疫系统与病毒作战，大多数患者会在2～4周后痊愈。在非洲，猴痘病人的死亡率在10%左右。

天花疫苗接种可预防猴痘病毒感染，但是自1983年全球消灭天花后疫苗接种停止，易感人群感染猴痘病毒的比率呈上升趋势。美国CDC最新研究发现接触传染源后2周内，尤其是最初4天接种天花疫苗也有效。目前还没有治疗猴痘的特效方法。

为防止疫情恶化，美国卫生部门已要求高危人群要加强预防措施。

① 避免与可疑草原土拨鼠或冈比亚大鼠接触。

② 接触过任何草原土拨鼠、冈比亚大鼠或其它患病动物后要彻底洗手。

③ 要求所有接触人员身穿隔离衣、戴口罩、双手消毒、保护呼吸道等，加强对废弃物品和病区的消毒处理。

④ 要求医务人员、兽医和其他卫生保健人员遇到可疑病人或患病动物后应立即向所在州或当地卫生部门报告。

目前最令人担心的是猴痘病毒可能从此在北美的野生动物中长期立足，威胁人类，一旦发生进化，将会在人类中更易传播，甚至取代早已消灭的天花病毒而填补已出现的生态链缺口。

由于目前对猴痘病毒的研究仍在进展中，已知其为一种类天花病毒，其抵抗力不比天花经病毒强。天花病毒在外界甚为稳定，能耐受干燥，经数

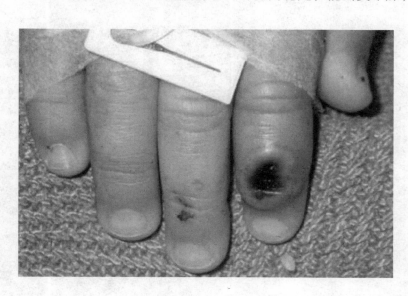

周仍有活力。病毒在 4℃时对 20% 乙醚及 1% 石炭酸的作用有耐受力，但在 37℃仅能存活 24h，加热 55 ～ 60℃作用 30min 即被破坏。紫外线能使天花病毒迅速灭活。

　　从美国的流行情况看来，接触可疑宠物是感染该病的一个高危因素，因此预防猴痘应避免驯养宠物，减少与宠物的接触，做好宠物的消毒，一旦出现可疑猴痘疫情，可采用热力消毒法或使用高效消毒剂对环境进行消毒，消毒方法详见有关章节。

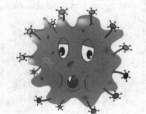

第六章

自然灾害后的预防性消毒

第一节　洪水泛滥时如何消毒防病

　　洪水泛滥时期，由于厕所、粪池、垃圾站、污水池、家畜饲养场被淹没，老鼠、蚊虫、蛇等从水淹没区向未淹区迁徙，人们的健康会受到严重威胁，但只要预防得当，就会减少疾病的发生。

1. 注意食品卫生，严防病从口入

　　不吃淹死的家禽家畜、腐败变质的食品、霉变的粮食；不吃生、冷食品；不使用和接触未消毒的水。这样可以控制细菌性食物中毒、细菌性痢疾、伤寒、副伤寒、甲型肝炎和戊型肝炎、霍乱和副霍乱、血吸虫病、钩端螺旋体病。

2. 消灭和远离老鼠、蚊虫、蛇，尤其要注意，防止病从伤口进入体内

　　老鼠、蚊虫、蛇是霍乱和副霍乱、血吸虫病、钩端螺旋体病、登革热等的主要媒介，采取有效措施，消灭老鼠、蚊虫、蛇，尤其要注意防止被这些动物叮咬，确保传染病不从伤口进入人体内。

　　临时居住点、进水房舍、房舍空气的消毒见后面"第三节　地震、泥石流时如何消毒防病"。

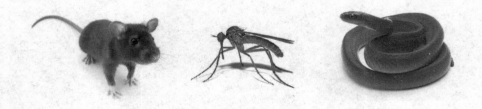

第二节　持续高温干旱时如何进行饮水消毒

持续高温的天气下，农村供水系统遭遇了严重考验。农村居民在做好抗旱工作的同时，应如何保证饮用水安全，以防霍乱等疾病的发生？

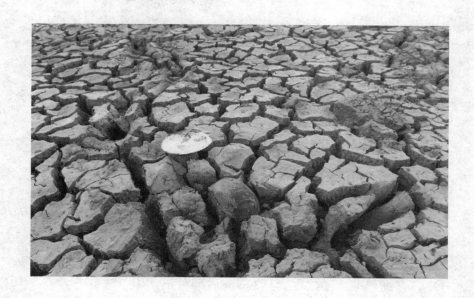

水是传播霍乱的重要媒介。而据有关单位调查，在农村集中式供水点中，未开展消毒的占相当大的比例，且设备管网老化，这种未经消毒的饮用水直接泵送入户，存在着水源性疾病流行的潜在威胁。农民自发建设的压把井中，大部分的深度不够，由于农村地区大多没有严格实行人畜分居，粪便、污水处理又不卫生，故农村水井的平均含菌量较高。

农村生活饮用水要严格消毒，防止病从口入。饮用水消毒方法很多，农村最适用的是煮沸消毒和氯化消毒两类。煮沸消毒是最安全有效的消毒方法。酷暑期间，千万不可随意饮用冷水（包括已消毒的冷水），应该喝开水，这是预防霍乱的良方。

氯化消毒法则是使用含氯的化学消毒剂如含氯石灰（漂白粉）等，有效杀死水中的致病微生物。农村集中式供水单位和二次供水设施应落实饮用水氯化消毒措施，定量投放消毒药物。

常用的氯化消毒法如下。

1. 井水消毒法

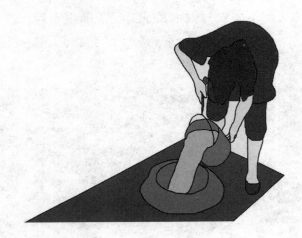

（1）直接消毒法

先按井水的水量计算出含氯石灰（漂白粉）的用量，井水的水量可按此公式估算：井内水量（m³）= 井内直径（m）的平方 × 水深（m），每立方米水加不少于 8g 含氯石灰（漂白粉）。用含氯石灰（漂白粉）调成糊状，投入井中，再搅动井水使之混合，30min 后即可正常用于洗菜、煮饭，但不可直接饮用，不可洗净果蔬做凉拌菜食用。每天必须投 1～2 次含氯石灰（漂白粉）。

（2）持续消毒法

将一定量的含氯石灰（漂白粉）装入塑料袋、竹筒、木盒或陶罐中，将容器钻若干小孔，投入井中。此法一次投药，效果可持续 10～15 天。

2. 缸水消毒法

缸水消毒是家庭用水消毒法之一。先用明矾或其他净水剂将水澄清，吸出缸底浑水，计算含氯石灰（漂白粉）用量，然后将含氯石灰（漂白粉）配成消毒液，倒入水缸并搅拌混合，半小时后即可取用上层清水。

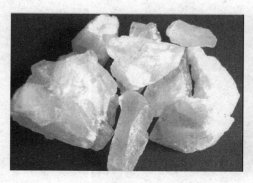
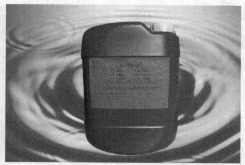

第三节 地震、泥石流时如何消毒防病

发生地震、泥石流时，由于山崩地裂，房屋倒塌，老鼠、蚊虫、蛇都会从废墟中出来，由于这些物种大部分都带有可传染给人的病菌，只有采取积极的以预防为主的方针政策，才能减少疾病的发生。

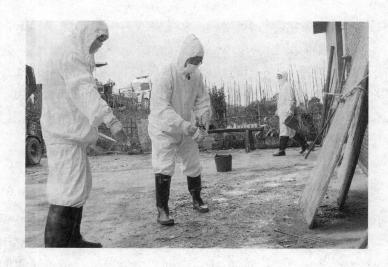

食品卫生和防止叮咬是严防感染的好办法。可以采用"洪水泛滥如何消毒防病"所述内容。消毒会有专业人员提供服务，但有所了解，对防病也大有益处。

1. 临时居住点的消毒

（1）外环境处理

每天采用 1% 漂白粉上清液对外环境喷洒消毒，早晚各一次；在临时居住帐篷或住所周围 5 ～ 10m 范围使用 1 ∶ 100 奋斗呐或凯素灵作滞留喷洒，防止蜱螨侵害；对临时垃圾点每天采用 1 ∶ 100 敌敌畏快速杀灭蚊蝇和 1 ∶ 100 奋斗呐或凯素灵作滞留喷洒。

（2）帐篷内消毒和防虫

有太阳时尽可能把生活用品拿出去暴晒；要勤洗净手，防止病从口入；餐具要及时清洗，保持整洁，定期煮沸消毒 15min 或使用 250mg/L 含氯消毒液（0.1% 漂白粉上清液）浸泡 30min 后清水洗净；地面每天用 1000mg/L 含氯消毒液（0.5% 漂白粉上清液）喷洒一次。

有虫媒传染病发生的，要在住处装上纱门纱窗、睡前点燃蚊香或使用电热蚊香，也可使用市售气雾剂、蚊香（或电热蚊香）防蚊蝇，也可使用趋避剂。

2. 进水房舍消毒处理

进水的住宅，应立即打开门窗，通风换气，彻底消除室内淤泥、垃圾和粪便。污染的墙面和地面用清水冲洗干净后，应按照先上后下，先左后右的方法，依次进行喷雾消毒。喷雾消毒可用含有效氯 0.5% ～ 1% 的含氯消毒液喷雾（洒）消毒，作用 2h。水泥、石灰和土质面用量 300 ～ 500mL/m^2；土地面用量 1000mL/m^2；瓷砖、木板墙面和地面用量 50 ～ 100mL/m^2。

3. 房舍空气的消毒

房屋经密闭后，用 15% 过氧乙酸溶液 7mL/m^3，使用过氧乙酸熏蒸器进行消毒，也可把过氧乙酸溶液放置于瓷器或玻璃器皿中，用底部用装有适量酒精的酒精灯加热蒸发，熏蒸 2h，即可开门窗通风。熏蒸消毒时要注意防火，还要注意过氧乙酸有较强的腐蚀性。对于体积较大的房屋，密闭后应用2%过氧乙酸溶液 $8mL/m^3$ 进行气溶胶喷雾消毒，作用 1h 后即可开门窗通风。

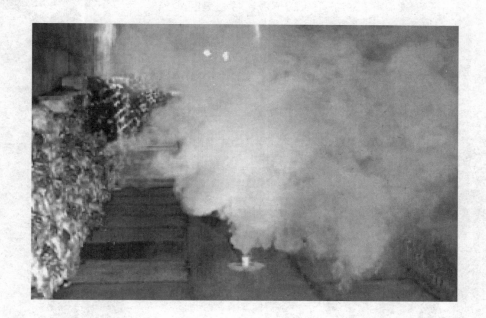

第四节 消毒安全防护

1. 操作过程中

在打开消毒剂包装、稀释、混合药剂、施药时，应避免以下行为。

（1）徒手、不戴口罩

（2）不戴防护帽和防护镜，特别是向高处喷雾

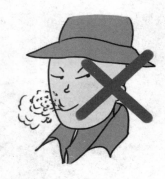

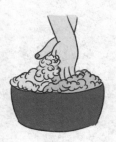
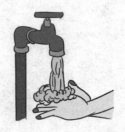

（3）如果裸露皮肤接触到消毒药液，应立即用清水冲洗

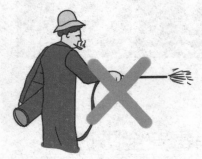

（4）操作时抽烟

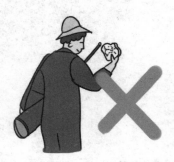

（5）操作时吃东西

2. 施药后防护措施

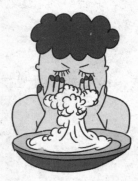

（1）施药结束后，或吃饭、抽烟前，用肥皂洗手和脸

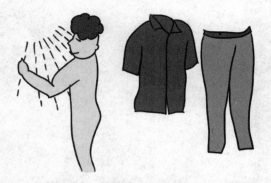

（2）每天消毒工作结束后，防护服装带回消毒，有条件时应淋浴

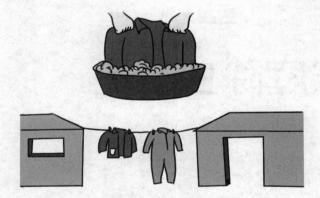

（3）消毒后，清洗防护服，并与日常衣物分开晾晒，以备用

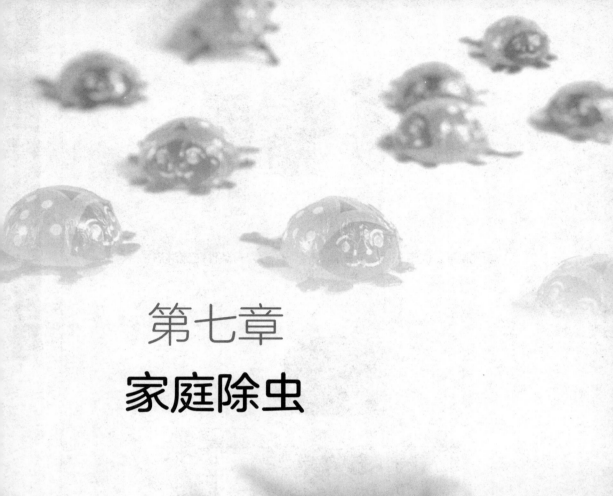

第七章

家庭除虫

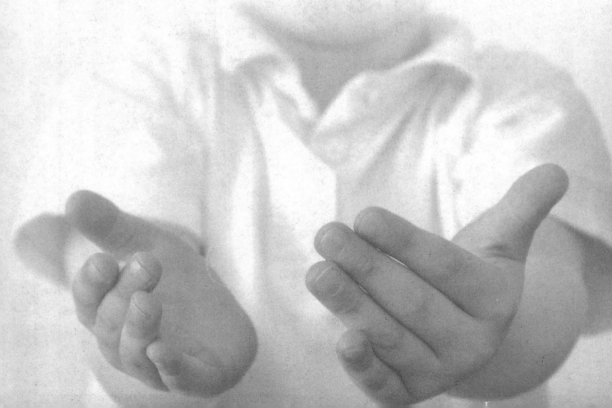

一、蟑螂

厨房永远是家里最容易被污染和难清理的地方，天热潮湿，蟑螂容易泛滥成灾，让人头疼不已。蟑螂会爬会飞，杀灭不容易，该怎么办呢？其实，只要了解蟑螂的习性，就可以"对症"来杀灭了。

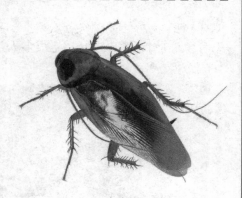

首先，蟑螂喜欢潮湿的环境，故应尽量保持厨房和卫生间内干燥、不留积水。

其次，蟑螂怕冷，多藏匿在冰箱、电视机等家用电器周围，因此要把这些地方作为清洁的重点。

下面介绍几个除蟑螂的小窍门。

① 蟑螂害怕鲜黄瓜、洋葱和鲜桃叶的味道，不妨在蟑螂经常出没的地方放上几片黄瓜、洋葱或鲜桃叶，蟑螂闻到气味就会避而远之。

② 下水道是蟑螂进入室内的主要通道，可以在下水道内灌入开水，将寄生在里面的蟑螂烫死。

③ 药品灭蟑螂，目前许多地方都卖灭蟑螂药，购买后按说明书放置，也是灭蟑螂的好办法。

④ 用空玻璃瓶做陷阱，"请君入瓮"。方法是将洋葱、面粉、硼酸和在一起，再用手将其揉成直径约 1cm 的小球，在牛奶中浸泡两三个小时后，放入一个空瓶内。然后，将瓶口用软硬适度的纸片盖好，用皮筋扎牢，中间扎个小孔。蟑螂闻味而来，很容易落入瓶底，这时可将其灭之。

二、螨虫

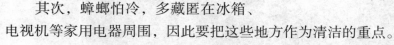

温馨的卧室暗香盈透，是人们休息的场所。但是，人每天要有几万个细胞脱落，而这些脱落的细胞大部分留在了衣服、被子和床单里。晚间人体蒸发的许多物质，渐渐滋生了螨虫，尤其是放了一年的凉席更容易滋生螨虫。螨虫是一种肉眼不容易看见的害虫，其危害一是其分泌物和蜕皮都是过敏原，进入人体呼吸道或接触皮肤后，引起打喷嚏、流鼻涕等过敏症状；二是被螨虫叮咬或接触其分泌物而引起的急性皮炎，患者的背部、大腿等接触席面的地方会出现水肿性的丘疹，或者风团样的丘疹，疱疹中央有针头大小叮咬的痕迹。这就是为什么每当一到天气炎热的季节，患过敏、皮肤发炎等症状的患者急增的原因，这主要与很多人没有做好草席的除螨工作有关。

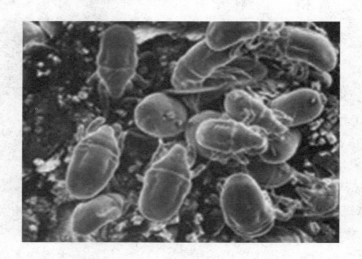

凉水冲洗或者清洁剂清洗等都不能杀灭草席、枕头、沙发套里的螨虫。预防"螨害"要做到以下两点。

① 枕头、沙发套、床单、被子等要经常进行清洗，必要时进行烫洗处理，然后再放到阳光下暴晒。只有这样，才能将肉眼不易看见的螨虫及其虫卵杀死。

② 首次使用凉席前，必须对凉席进行除螨处理，可以用对人体无毒性的杀虫剂来杀灭螨虫，即在凉席上涂杀虫剂，清洗后再使用。

三、蚂蚁

家中墙壁及木板常有蚂蚁出现，有时用杀虫水也无法消除。这可能是有的家中养花种草，泥上杂质发酵，滋长蚜虫，由于蚂蚁喜食蚜虫分泌物，就必然聚集出现；又或是家内保存的旧报纸或不常穿的衣物，很易被蚂蚁当作产卵场地；此外家中常有食物气味，易招引蚂蚁，故蚂蚁不请自来。其中危害最大的恐怕要数白蚁，白蚁被称为"无牙老虎"，可筑巢于土内、墙内或木材里，能蛀坚硬的木材，甚至混凝土，危害率极高，破坏力特强。"千里之堤，溃于蚁穴"，指的就是白蚁的危害严重性。灭蚁的方法有多种，可利用蚂蚁的群居性、甜食性等生物特性，将其杀灭。

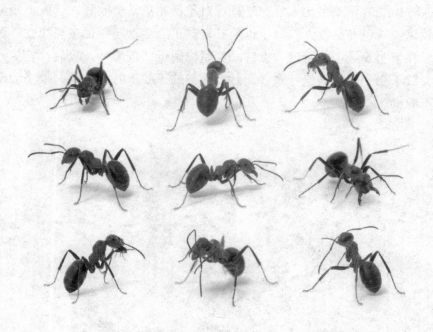

① 蚂蚁特别喜欢甜的东西，可以拿一些白糖水、放在碗中，置于蚂蚁经常出没的地方，蚂蚁自然会爬到碗边来喝水，只要一晃碗它们就会掉到水里淹死了。

② 蚂蚁爱吃生鱼片，可在碗中放些生鱼片，引它们到碗中，再进行集体消灭（例如用开水烫死）。

③ 如果蚂蚁上了床，可把床单、凉席、被套等用开水烫一下，并将所有的床上用品拿到太阳底下暴晒，这样可以起到灭蚁、杀菌消毒的作用。

④ 尽量不要在床上或是卧室吃甜食，免得招来蚂蚁；尽量及时清理用餐后留下的痕迹，不让蚂蚁有机可乘。

⑤ 把蛋壳用火偎成微焦以后碾成粉，撒墙角处，也可杀死蚂蚁。

四、蚊蝇

蚊子和苍蝇是传播疾病的重要媒介，也是人们最为头痛的家居害虫之一。除蚊蝇，最重要的是搞好居家环境卫生，装置纱窗、纱门和购买杀蝇产品多管齐下。一般来说，蚊子喜欢新陈代谢快的人，汗腺发达，体温较高和呼气时呼出二氧化碳多的人是蚊子首选对象；儿童易遭蚊叮，老人正相反；肤色较黑或肤色发红的人，蚊子也爱叮。蚊子的活动还有很多规律性，例如蚊子常在黎明 5 点半或傍晚 7 点钟飞到屋檐附近或进屋叮人吸血；皓月当空之夜，蚊子会一夜不休息叮人；无月之夜，蚊子减少叮人。掌握蚊子活动规律，可有助于灭蚊。

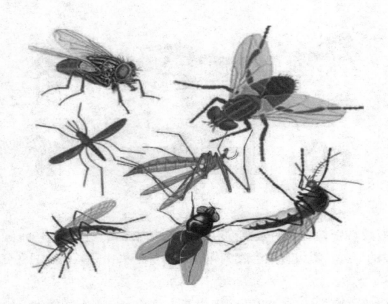

下面介绍几条驱蚊小窍门。

① 根据蚊子活动规律，傍晚点蚊香最好，先关门闭窗，待室内烟雾大时，蚊子会飞向门窗或落在墙壁上，这时赶快拍打。然后熄灭蚊香，开窗留纱窗透气，烟散尽后就可睡好觉了。

② 用空瓶装 3 ~ 5mL 糖水或啤酒，放在室内，蚊子闻到甜酒味就会往瓶里钻，碰上糖水或啤酒就粘住，在蚊子多的地方，一昼夜可除蚊子几十只。

③ 在房间里放上几盒开盖的风油精、清凉油，或在墙上涂点薄荷，在身上或枕头上洒些香水，都可驱蚊。

④ 将樟脑丸磨碎并撒在屋内墙角，或在室内的花盆里栽一两株西红柿，这些气味会把蚊子赶走。

⑤ 用橘红色玻璃纸或绸布套在灯泡上也可驱蚊，因为蚊子最怕橘红色光。

下面介绍几条驱蝇小窍门。

① 在厨房内多放切碎的葱、葱头、大蒜，苍蝇不敢来叮。

② 室内喷洒一些食醋，苍蝇会远远避开。

③ 室内放盘西红柿，苍蝇吓得赶快跑。

五、其他

衣箱、书柜、橱柜等家具上经常会爬着一些"来路不明"的小虫子，让人头疼。尤其是实木家具和竹制家具，更成了一些蛀虫生长的"乐土"。这是因为，竹、木中含有丰富的纤维素、半纤维素及糖、脂肪、蛋白质等，这些成分是蛀虫、白蚁等昆虫的营养品。有时候，人们真不知道该如何除掉这些小虫子。

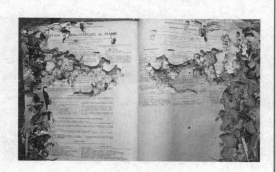

那么，怎样预防家具生虫呢？对于家具中的这些小虫子，应该如何杀灭呢？

① 家具一旦生了虫子，首先要把家具中的物品拿出清理，不能清洗的就放到阳光下晾晒；家具要用消毒液反复擦拭几遍，擦净后彻底通风干燥。

② 遭蛀虫蛀蚀的木家具，可将微量杀虫药液（敌敌畏）滴入虫蛀孔；也可用尖辣椒或花椒捣成末，塞入虫蛀孔，然后在被虫蛀处涂抹石蜡油，连续涂抹 10 天即可。但是，切记橱柜等餐具类家具不能使用杀虫剂和石蜡油。

③ 如果有条件的话，新买了家具后，最好在家具内没有油漆的木板表面涂刷一遍清漆，既能增强美感，也能预防生虫。

④ 对于书中的虫子，最简单的方法就是放一些芳香球并经常用微型的吸尘器除去灰尘。当然，太阳光的杀菌效果也很好，只是需要注意，书被太阳晒得有了温度的时候不可以立即放进书柜。

⑤ 对于米中的虫，可在米袋的中间或两头各放几瓣大蒜，或者用布或用纸包些花椒放在盛米的容器内。平时要把存米的缸或桶清扫干净，以防止过冬的虫蛹隐藏在里面。一旦发现米生虫，可将米放在阴凉处晾干，让虫子飞走或爬出，生虫的米除虫后还可食用。但切忌将米放在阳光下暴晒。